発達障害の精神病理　I

鈴木 國文　内海 健　清水 光恵
編

はじめに Preface

　本書は発達障害，特に自閉症スペクトラム障害（Autism Spectrum Disorder：ASD）[注1] に関する精神病理学の論考を主に編集したものである。この書を編むにあたって，2018年の3月，5人の精神病理学専攻の精神科医，1人の精神分析家，2人の児童精神科医，そして1人の発達心理学者の計9人の演者，それに討論のために参加した9人の精神病理学者を加え，総勢18人が集まり，2日間にわたるいささかハードなワークショップの機会をもった。本書は，そこでの議論を踏まえて9人の演者が書いた9編の論文を編んだものである。そのため，本書には精神病理学，精神分析の論考だけではなく，児童精神科医，発達心理学者による論考3編が掲載されている。この3人を招いたのは，精神病理学の議論を児童精神医学，発達心理学の知見と照らし，精神医学の中での精神病理学の位置づけについて改めて省みながら，議論を進めようと企図したからであった。

*

　世紀の変わり目，2000年のあたりは，いまから振り返ると，精神医学にとっても精神病理学にとっても大きなターニングポイントであったと思う。ローナ・ウィングがアスペルガーの原論文を読み直し，新たに位置づけたのは1981年，もちろん児童精神科医の間ではアスペルガー障害の概

注1）本書で使われるASDという略語について説明しておきたい。この略語は世界的にも使い方に若干の混乱がある。まず，該当する英語は原則としてDSMに準ずるAutism Spectrum Disorderであるが，中にウィングの用語法に準じAutistic Spectrum Disorderを優先する人がいる。日本語の訳語には自閉症スペクトラム障害と自閉スペクトラム症の2つがあり，DSM-5日本語版にも両者がともに記されている。また，Autism SpectrumないしAutistic Spectrum を念頭にASという略語を使用する場合があり，日本語では，自閉症スペクトラムあるいは自閉スペクトラムという訳語が用いられる。この本では，著者の見解に任せ，用語法をあえて統一することはしなかった。特殊な使い方をする場合には，それぞれの章で著者が説明を入れることにしたい。

念はその直後からある程度の反響を呼び起こしていたに違いない。しかし，成人を専門とする精神科医に「発達障害」の概念，特にアスペルガー障害の概念が浸透し始めたのは，およそ世紀の変わり目頃だったとみていい。私自身，1999年まで，この概念を使うことはなかった。精神病理学を専攻する者は概して新しい疾病概念に急いでとびつかないものだが，私自身，この概念について知るようになっても始めはいささか懐疑の目を向けていたように思う。しかし，この概念が成人を診る精神科医に一旦浸透し始めると，それはかなりのスピードで広がり，精神医学の様々な領域に少なからぬ影響をひき起こした。しかも精神医学のパラダイムのいくつかを覆すような深甚な影響をもたらしたのだ。そうした浸透に伴い，精神病理学を専攻する者もこの概念に強い関心を寄せ始め，いまでは，発達障害やASDに関する研究は精神病理学会の中でも，ひとつの大きな柱をなす重要な領域となっている。

　ローナ・ウィングがアスペルガーの原論文を見直した時点で，科学的知見として何か特に新しい発見や考え方の進展があったわけではないことを考え併せると，アスペルガー障害という概念がある時点から急速に精神医学に影響を与えることになったのは，時代，あるいは社会の側に，この概念を待ち受けていたとも言えるような何らかの要因があったのではないかと思われてくる。この概念は，短期の間に社会を変え，精神医学も変えた。いや，社会が変わったことが，この概念として現れ，精神医学を変えたと言った方が，あるいは正確なのかもしれない。

　この概念が精神医学にもたらした変化は，単にひとつの疾患概念の出現ということを超えた，極めて深い影響だったと思う。第一に，この概念は，人格，あるいはパーソナリティと呼ばれてきたものの見方を大きく変えた。脳に極めて近い部分で人格を規定しているものを具体的に示したと言ってもいいだろう。そして，このことは，それまでのいわゆる病前性格論に大きな影響を与えた。スキゾイドと呼ばれてきた性格のかなりの部分が発達障害の視点でとらえられ，統合失調症の病前のとらえ方を大きく変えた。

さらに，統合失調症の精神病理学にも大きな影響を与えた。それまで統合失調症と分類されてきたものの中に発達障害と診断されるべき病態が混入している可能性が指摘され，統合失調症そのものを発達障害の病因論から見直そうとする視点すら現れた。また，この概念は精神療法の考え方にも大きな影響を与えた。心因と捉えられている精神障害の中に，精神分析的な接近をすると却って混乱を招くような心性があることをこの概念は明確に示し，精神療法が精神分析から離れ，認知療法へと接近する一因ともなった。この概念がもたらした影響には，そうした様々なレベルのものがあったが，最も重要なことは，脳と社会性という問題が極めて具体的な視点から捉えられるようになったことなのかもしれない。社会性とは何かということと脳の機能とが，かつてない程の近いところで議論されるようになったのだ。

　実は，そこから派生する問題領域は広い。主体と言語活動の問題，同一性と反復という問題，現代哲学や認知科学の諸問題が，この同じ問いの圏域から湧き出るように展開しているのである。先に，この概念は世に待たれていたのではないかと書いたが，この疾患概念が開く領域と現代社会が抱える諸問題とのこの重なりこそが，この概念が待たれていた理由を示しているのかもしれない。

＊

　時に，精神病理学は難しいと言われる。あるいは，場合によっては，精神病理学は役に立たないと言われる。確かに，いささか難しく，すぐには役に立たない議論もあるだろう。しかし，精神病理学が難しいのは，実は，扱っている問題がいわゆる経験科学的な医学，事実学的な医学が扱う問題とは少し異なるからだという面があるのだ。そのことを無視してやみくもに読もうとすると，この領域の議論は確かに難しい。そして，役に立てる方法をつかむことすらできない。この本ではそのことを踏まえて，編集に少し工夫を凝らしてみた。精神病理学を読むコツ，さらにはこの学問の成果を活かす方途もつかんでいただきたいと思うのだ。

精神病理学にはいくつかの層がある。第一に，記述という層である。これは臨床の出発点であり，診断の基礎とも言える層である。どのような現象が起きているかを正確にとらえようとする営みである。しかし，記述を進めていくと直ぐにわかることだが，この記述にはどうしても概念が必要となる。精神現象，しかも正常ではない精神現象をとらえるための概念である。例えば妄想を「事実に反する揺るぎなき確信」と捉えたとして，その際には，必ず「事実」とはなにか，「確信」とは何かといった議論が必要となってくる。こうした議論の層も精神病理学の領域ということになる。ふつう，精神病理学は，そうした概念の規定をしながら記述を進めるという方法をとる。発達障害の領域では，「社会性」とは何か，「共感」とは何かといった定義に遡りながら記述する議論の層がどうしても必要となるだろう。こうした概念の規定を進めていくと，場合によっては，さらに，通常では考える必要もない事柄，例えば「私」とは何か，「知覚する」とは何か，「時間」とは何かといった哲学的課題までをも射程に入れなくてはならない場合が生じてくる。経験に先立つ問題，哲学で言う「先験的」な問題の領域である。精神病理学が哲学と接点を持ち，とりわけ難解だと言われる層である。すべての精神病理学がこうした問題を扱うわけではないが，通常の経験とは異なる現象を扱う精神医学という領野では，こうした議論を避けては通れない。そうした論考を読む際には，通常当たり前として受け入れられ，反省的にとらえることのない領域，それゆえ経験科学的な議論には乗ってこない問いを問いを問うているということを意識して読まないと，何が書いてあるのかが分からなくなってくる。「あたりまえのこと」をカッコに入れることが必要となるのだ。一部の精神病理学を読むためには，どうしてもそうした姿勢が要求される。

＊

　精神病理学がそうしたいささか特異な方法論を持っていることを前提とした上で，本書の目的と構成について，ここで簡単に触れておこう。
　本書の企画は，以下のような課題を念頭に出発している。第一に，「発

達障害」の諸症候についての正確な記述，それも患者の体験としての病態を記述することである。特に，成人の「発達障害」に関する記述の蓄積は，児童精神医学の対象から外れることもあるだけに，精神病理学が責任をもって果たさなければならない仕事であろう。第二に，精神病理学には，病態の多様性と本質部分について，理論的に理解するための論理を提示するという課題がある。「発達障害」は発達の時期によって，また個人によって，かなり多様な現れ方をするものである。そうした多様な発現様式の背後に何らかの本質的な病理があるのか，また，多様性と本質とはどのように関わっているのかといった問題も，精神病理学にとって重要な課題である。第三に，そうした議論の一部は，その体験がどのように起きているかを論ずるという点で，成因論的な論立てになる。この病態の成因論，原因論には，おそらく多元的な視点が必要である。生物学的成因論が一方にあることは当然として，これとは異なる視点も必要とされている。精神という現象がどのようにして生起するかという議論である。第四に，「発達障害」という病態が拓く問題の広がりを押さえるという目的がある。この病態は人間の精神のあり方についてかなり広い問題を提起している。そこにはおそらく，人と人工知能など機械とのインターフェイスといった問題を考える際のヒントとなる事柄も含まれているだろう。そうした議論への橋渡しも，目的の一つとしたいと考えている。

　さて，本書の構成である。

　第Ⅰ部は，精神病理学の中でも臨床とのつながりが把握しやすい議論をまとめた。精神現象を記述する際の概念の定義に関する議論を含んでいることはもちろんだが，ASDの臨床を行うに当たって日々出会うような現象を扱っているものであり，臨床に当たっている人なら誰もが関心を持つ議論と言えよう。第Ⅱ部には，児童精神科医，発達心理学者の論考を集めた。事実の上に積まれた知見が集められたもので，精神病理学的な議論との違いが鮮明に表れていると思う。第Ⅲ部には，精神病理学特有の問題設定の上になされた論考2編と精神分析を背景とした論考1編を収め

た。やや難解な部分もあるが，先に論じたような精神病理学特有の事情を踏まえることで，興味深く読んでいただけると思う。

　各部の冒頭には，各章を紹介する，編者による簡単なイントロダクションを付した。

*

　本書は鈴木國文，内海 健，清水光恵の3人で企画し，編集したものである。筆頭編者を交代し，今後さらに2冊の論文集を刊行する予定であり，本書はその冒頭の書に当たる。精神病理学以外の領域の著者もまじえながら，3年に渡りさらにこの領域の議論を深めていきたいと考えている。

2018年9月

鈴木　國文

目次 Contents

はじめに ———————— iii

第 I 部

第 I 部 イントロダクション ———————————————————————— 2

第1章 他者の顔，わたしの顔
——顔が存在するための条件とは　　　　　　　　　　清水 光恵　5

- I．はじめに ———————————————————————————— 5
- II．他者の顔 ———————————————————————————— 6
- III．自己の顔 ———————————————————————————— 9
- IV．おわりに ———————————————————————————— 19

第2章 見られるとはどういうことか
——自閉症スペクトラムにおける，「目と眼差しの分裂」
（ラカン）の不成立について　　　　　　　　　　菅原 誠一　23

- I．はじめに ———————————————————————————— 23
- II．自閉症スペクトラムの自験例の注察体験 ———————————— 26
- III．「視線触発」の概念（村上） ———————————————————— 31
- IV．目と眼差しの分裂 ———————————————————————— 34
- V．臨床的帰結 ——————————————————————————— 37
- VI．おわりに ———————————————————————————— 41

第3章 自閉症スペクトラムと〈この〉性
　　　　　　　　　　　　　　　　　　　　　　　松本 卓也　43

- I．はじめに ———————————————————————————— 43
- II．他者の顔の認知をめぐるASの2症例 ———————————————— 44
- III．人物誤認における〈この〉性と確定記述 ——————————————— 51
- IV．（統合失調症をふくむ）定型発達者における存在論的差異 ———— 56
- V．ASはどのような「人間」か——分析哲学モデルと思弁的実在論モデル ———— 61
- VI．おわりに ———————————————————————————— 64

第 II 部

第 II 部 イントロダクション ……………………………………………………… 70

第 4 章 記憶の発達と心的時間移動：自閉スペクトラム症の未解決課題再考

内藤 美加　73

- I．自閉スペクトラム症の社会性障害 ……………………………………… 74
- II．脳科学による社会性障害の証拠 ………………………………………… 78
- III．記憶の発達とASDの記憶 ……………………………………………… 83
- IV．心的時間移動とASDにおける自己体験的意識の発達 ………………… 87

第 5 章 選好性（preference）の観点からみた自閉スペクトラムの特性および生活の支障

本田 秀夫　97

- I．はじめに …………………………………………………………………… 97
- II．症例提示 …………………………………………………………………… 98
- III．支障の要因は，機能の欠損というより選好性の偏り ………………… 102
- IV．選好性と共感 ……………………………………………………………… 104
- V．選好性と対人関係 ………………………………………………………… 106
- VI．選好性と過剰適応 ………………………………………………………… 108
- VII．支援への示唆 ……………………………………………………………… 111
- VIII．おわりに …………………………………………………………………… 113

第 6 章 知覚過敏性を巡る諸問題

杉山 登志郎　115

- I．知覚過敏性の不思議 ……………………………………………………… 115
- II．知覚過敏性の発達精神病理 ……………………………………………… 118
- III．ASDの精神病理とASDの併存症状 …………………………………… 121
- IV．ASDの精神病理を踏まえた知覚過敏性への対応 ……………………… 124
- V．発達障害の精神病理学とは ……………………………………………… 126

第Ⅲ部

第Ⅲ部 イントロダクション ……………………………………………… 130

第7章 差異と同一性
――ドゥルーズ的変奏によるASDの精神病理　　内海 健　133

- Ⅰ．はじめに ……………………………………………………………… 133
- Ⅱ．表情の操作診断 ……………………………………………………… 134
- Ⅲ．「表象」という擬制 ………………………………………………… 137
- Ⅳ．顔の無気味さ ………………………………………………………… 138
- Ⅴ．変化の中の強度 ……………………………………………………… 140
- Ⅵ．言語のシステム的回路 ……………………………………………… 147
- Ⅶ．SympathyとEmpathy ……………………………………………… 149
- Ⅷ．システム論的変奏 …………………………………………………… 152
- Ⅸ．発達論的局面 ………………………………………………………… 154
- Ⅹ．再び顔について ……………………………………………………… 156
- Ⅺ．同一性保持について ………………………………………………… 158
- Ⅻ．おわりに――モデルなき反復にむけて …………………………… 159

第8章 猫を抱いて象と泳げ　盤下の世界との共生可能性
　　福本 修　163

- Ⅰ．はじめに――ASDの問題圏：中核群と多様な広がり …………… 163
- Ⅱ．外殻形成に失敗した事例 …………………………………………… 167
- Ⅲ．不適切な付着同一化の事例 ………………………………………… 170
- Ⅳ．精神分析・精神分析的心理療法からの接近 ……………………… 174
- Ⅴ．不適応とずれの由来――「アスペクト盲」 ……………………… 177
- Ⅵ．複数の生活形式，複数の治療法 …………………………………… 183
- Ⅶ．おわりに――『猫を抱いて象と泳ぐ』の世界へ ………………… 186

第9章 自閉症スペクトラム障害の思春期，統合失調症の発症
――インファンティアと言語活動　　鈴木 國文　191

- Ⅰ．はじめに―発達障害と精神病理学 ………………………………… 191
- Ⅱ．言語と人間存在 ……………………………………………………… 193
- Ⅲ．症例 …………………………………………………………………… 197
- Ⅳ．妄想様発言，記憶の想起 …………………………………………… 200
- Ⅴ．インファンティアと社会 …………………………………………… 205
- Ⅵ．統合失調症の発症，ASDの困難 …………………………………… 210
- Ⅶ．おわりに ……………………………………………………………… 211

あとがき ……………………………………………………………………… 215

第 I 部

第 1 章 他者の顔，わたしの顔
　　　──顔が存在するための条件とは
　　　　　　　　　　　　　　　　　　　　　　清水 光恵

第 2 章 見られるとはどういうことか
　　　──自閉症スペクトラムにおける，「目と眼差しの
　　　　分裂」（ラカン）の不成立について
　　　　　　　　　　　　　　　　　　　　　　菅原 誠一

第 3 章 自閉症スペクトラムと〈この〉性
　　　　　　　　　　　　　　　　　　　　　　松本 卓也

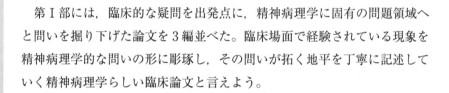

第Ⅰ部 イントロダクション

鈴木 國文

　第Ⅰ部には，臨床的な疑問を出発点に，精神病理学に固有の問題領域へと問いを掘り下げた論文を3編並べた。臨床場面で経験されている現象を精神病理学的な問いの形に彫琢し，その問いが拓く地平を丁寧に記述していく精神病理学らしい臨床論文と言えよう。

　第1章，清水の『他者の顔，わたしの顔——顔が存在するための条件とは』では，ASDの人たちが他者の顔を眼差さないこと，また他者の顔や名前を覚えるのが苦手であるという観察を出発点に，定型発達の人とASDの人とにおいて，それぞれどのようにして他者の顔を認識し，誰それの顔と同定しているのかが論じられる。そして，その論考を踏まえて，翻って，自身の顔はどう認識されているのかという問いへと論を進める。ひとは誰も，自身の顔を見ることはできない。自身の顔を見ている他者の表情，あるいは鏡や写真など外部を頼りにそこへと至るしかない。このことから清水は，自身の顔というものに走る「亀裂」という問題を取り出し，そこにこそ，私というものの個体性が成立する基盤があるのではと論を展開している。ここでの論考は，読者を，私や他者の同一性がどのようにして成り立つかという問いへと導くことになる。

　第2章，菅原の『見られるとはどういうことか——自閉症スペクトラムにおける「目と眼差しの分裂」（Lacan）の不成立について』では，ASD

の人たちが「見られる」と言うときに言っていることが，統合失調症において観察される注察感とは違うという気づきを出発点に，彼らの「見られる」が，定型発達の人が言う「見られる」とも違うことに触れ，ASDの人たちが問題にしているのは，もっぱら他者の「目」そのもので，いわゆる「眼差し」とは異なるものだと論を進める。その上で，「眼差し」と「目」がそもそもどう違うのかを辿りながら，ラカンの「目と眼差しの分裂」という論を踏まえ，他者の「眼差し」というものが，精神にとってどのように機能しているかが論じられる。ラカンを踏まえながら，しかし，ここでは難しい論の展開はない。この論考も，私というものの同一性を支えているものが何かという問いへと繋がっている。

　第3章，松本の『自閉症スペクトラムと〈この〉性』は，一転，やや哲学的な論の立て方で書き始められている。「この他者がほかならぬこの他者であること」「自己がほかならぬ自己であること」に関する問いと統合失調症に関する旧来の精神病理学との親和性が説かれ，今日の精神病理学が問うべきは，まさに自閉症スペクトラムにおける他者および自己の成立についてであると問いが立てられる。そして，第1章の著者清水が挙げた症例とレオ・カナーの症例ドナルドを取り上げ，この2例を，ASの主体の他者認識のあり方の2つの極として説く。ここでは，同一性という問題が主題として直接に扱われているのである。松本の記述がいささか難解なのは，近代哲学に対する今日の哲学の位置を，統合失調症の病理と自閉症スペクトラムの病理との対比に重ねて論じようとしているからである。この論考は，しかし，第Ⅲ部でのいくつかの問題設定と深く繋がっている。

　松本の論文は，哲学に関する若干の知識を要求するが，それでも，第Ⅰ部の3つの論考は読み進みやすいものである。そして，この3つの論考はすべて，第Ⅲ部での論の展開を追ううえで，必須の地平を拓くものである。

他者の顔，わたしの顔
―― 顔が存在するための条件とは

清水 光恵

I．はじめに

　私たちは日々，他者の顔をまなざし，他者から私たち自身の顔をまなざされながら生活している。顔を欠いて他者と関係するのは難しい。しかし自閉スペクトラム症（Autistic spectrum disorders[1]：ASD）の患者たちは，他者の顔をまなざさないこと，そして他者の顔や名前を覚えるのが苦手であることがよく知られている（ASD の患者における顔認知の困難については多くの論文が発表されているが，総説では例えばタンら[2] など）。彼らの訴えが，同様の訴えをする世の数多の人たちと大きく異なる点のひとつは，覚えられない「他者」の顔に同居の家族さえ含まれることである[3]。顔に出会えないとき，人は他者とどのような関係を持ちうるのだろうか。そして，他者の顔に出会えない者は，自己自身の顔にはどのように向き合うことができるのだろうか。

　本稿は，まず ASD における他者の顔との出会いの困難という問題を概観し，次に，ASD における自己の顔の体験について論じたい。なお本稿の他者の顔についての議論は，既発表の拙論[3] と一部が重複することをお断りしておく。

Ⅱ．他者の顔

　ASDの患者の話を聞いていると，彼らは，知っているはずの他者が髪型を変えたりあるいはいつもとは違う場所でその他者と出くわしたりすると，たちまち誰なのかわからなくなってしまうことが多い。これは，同様の場面で多くの人が体験するような，一瞬まごつくというものとは異質のように思われる。例えば患者が大学生の場合，数十名いて授業ごとに入れ替わる同級生の顔や名前はそもそもほとんど覚えておらず，部活動の仲間やゼミの仲間など毎日のように会う比較的限られた集団のうち何名かは，いつも出会っている場所，つまり部室や研究室にいればなんとか同定できるが，その者たちの座席が変わったり，大学近くのバス停などいつもと違う場所で声をかけられたりすると，混乱してわからなくなることが少なくない。つまり，他者の同定には，出会う場所の経験則も重要な手掛かりとされる。よく聞いてみると，驚くべきことにこの場合の「他者」には，同居の家族さえ含まれる。例えばある患者は，街の雑踏の中で母親を見分けるには，母親の髪型といつも持っている鞄を手掛かりにする。また別の患者は人の顔を覚えるのは問題はないと言っていた[注1]が，さらに聴いてみると，例えば妹については，「（自分が）大学から帰る時間に自宅にいるのは妹に決まっているので間違えない」と言う。それでは街路で妹と偶然出会ったらどうかと尋ねると，あっさりと，わからないだろうと答える。彼らは他者の髪型（但し人によっては変化しやすい）や眉毛や鼻や顎の形（ちなみに目は変化しやすいので判断材料として不確実だが，二重か一重かな

注1）ASDの患者たちは生来このかたずっと人の顔を覚えていない場合があり，「人の顔を覚える」という表現の意味を定型発達者と共有していないことがある（ウィトゲンシュタイン的な問題であろう）。その際，彼らは，「自分は人の顔を覚えている」と思っている。ASDの患者たちに，人の顔を覚えるのが苦手ではないかという問いかけをすると，稀に，苦手ではないと否定されることがあるのはそのためだろう。

どは参考になるという），眼鏡，服装や持ち物（鞄等）など，外見全体のうち比較的変化に乏しく固定的な部分的特徴に頼って，何とか他者の同定を試みている。また，上述のようにその他者と出会う場所と時間の経験則を頼りにしていることも多い。そのような情報を集結して何らかのまとまりとしての他者を特定し，面前の者を同定したりはするようである。しかしながら"（同居していながら）顔がわからない家族"とは，定型発達者から見ると想像を超えた存在ではないだろうか。顔がわからない家族，それは一体"誰"なのだろうか？　それは"誰か"たり得ているのだろうか。

　筆者の知るあるASDの思慮深い女性患者は，家族の顔の同定について次のように述べた。「外出先などで私が家族が家族であると認識しているのに何を手掛かりにしているかということを少し注意しながら考えた結果，やはり私は家族の顔というものをあまり見ていないようです。もしかすると顔を見ても意味がない，どうせ覚えられないのならわざわざ見る必要がないと諦めてしまっているのかもしれませんが，顔は覚えられない反面，眉毛の太さとか鼻や顎の形といったものはばかに覚えているので，そもそも人の顔を見ているのかどうかということについてなんとも言えません」[注2]。「眉毛の太さとか鼻や顎の形」を覚えているのだから，彼女は家族の顔面を見ているには違いない。しかし，見ていても，「どうせ覚えられない」。顔は覚えられず眉毛や鼻なら覚えられるのはなぜだろうか。

　当事者研究で知られるASD患者の綾屋[4]は，顔認知にあたって「目，鼻，口，耳というそれぞれのパーツ」や「表情や顔の筋肉が動くパターン，声のトーンや話し方の癖」など，顔情報を細分化して記憶すると述べる。しかし「パーツ情報を全体像としてとらえるのが難しく，ひとりの人としてまとめ上がりにく」いと分析している。これは，上述の筆者の自験例の陳

注2) 本稿における患者の自己陳述には，「です・ます」調の敬体と「だ・である」調の常体が混在している。常体は，筆者が患者との面接で記録したもので，敬体は，筆者に向けての患者のメールや手紙等である。

述と似ている。眉の太さ，鼻や顎の形は，顔の「パーツ」であろう。しかし，これらのパーツ情報は，なぜかひとりの人の顔という全体へとまとまっていかない。すると顔とはひとつの「全体」であり，顔を顔として受け取るためには，それ以上は「パーツ」へと分解できないのではないか。綾屋の分析にもし盲点があるとすれば，彼女は顔への到達方法とは複数のパーツのまとめ上げという作業であると考えているらしい点だろう。定型発達者のやり方が「正解」では決してないのは言うまでもないが，ただ少なくとも，顔を顔として覚える定型発達者においては，顔の同定とは，まとめ上げではない，「同定」と呼ぶのも必ずしも適切ではないやりかたで，何か一気に「全体」として受け止めることだと思われる。そのようにして，「ひとりの人」に出会うのだと思われる。

　ASDの患者が他者の顔をどう見ているかをまとめよう。彼らは眉や鼻や顎の形態を認知して誰のものかを同定できるが，顔そのものには出会えない。つまりASDの世界では基本的には，「パーツ」はあるが顔はない，その意味ではのっぺらぼうの名もない現象（という他者たち）が生起している。上述の女性患者の表現では，「中学，高校では，同級生たちは，箱の中のジャガイモというか，カブトムシというか，そういう風に見えていた。一個一個違うのかもしれないけれど，私から見ると同じで，箱の中で賑やかにしている」。顔と名前が覚えられないという認知のありかたは，「認知のありかた」に留まらず，彼らの世界における他者の存在のありかたを規定してしまうのである。この他者たちは，顔を持ち得ない，ということは，特定の他ならぬこの個人，という存在にはなりえないように思われる。しかしASDの患者たちも，定型発達者が多数の世の中で生きるには，他者に対してそれぞれ何らかの区別をせざるを得ない。眉や顎などパーツの認知は，のっぺらぼうたちを区別するためのASDの患者たちなりのやりかたなのだろう[注3]。

　他者の顔をめぐるASDの患者たちの悪戦苦闘ぶりについて，筆者は前稿[2]では，確定記述の束が固有名に至らないという論理学的な議論を援

用して述べた。他者の顔をいわば確定記述の束で構成しようとするASDの患者にとって，自己の顔はどのようであるのか，そしてそのことの持つ意味を，以下で論じたい。

III. 自己の顔

1. 症例提示

症例はX子，初診時20歳台女性である。症例として学術研究の場で発表することは本人から口頭で同意を得ている。その上でプライバシーの保護に努め，以下では診断と考察に必要最低限の情報のみを提示し，家族歴は省略する。診断に当たっては，本人の面接，発達歴の聴取，および，AQ-J，WAIS-III，風景構成法などの検査の結果から総合的に行った。ウィングの三つ組の障害は全て満たす。また初診当時のDSM-IV-TRでは，特定不能の広汎性発達障害と診断された。

注3）哲学者のウィトゲンシュタインの思索から窺われる経験構造については病跡学的にいくつかの議論があったが，1996年の福本の論文[9]以降，ASD（当時の呼称はアスペルガー症候群）に親和的であるという見方が支配的になってきている。ウィトゲンシュタインは，ある語が指示する諸対象には共通する本質などはなく，ただ部分的類似性があるのみだと考え，これを「家族的類似性」と呼んだ。福本が指摘（本稿の元になったワークショップでの筆者の発表に対するコメント）するように，「家族的類似性」は，家族や顔というものに対するASD的な捉え方を示唆する好例であると思われる。「普通，或る一般名詞に包摂される対象の全てに共通な何かを探す傾向。例えば，全てのゲームに共通なものがなければならない，この共通な性質こそ，一般名詞『ゲーム』をさまざまなゲームに適用する根拠である，と我々は考えやすい。しかしそうではなく，さまざまなゲームはひとつの家族を形成しているのであり，その家族のメンバー達に家族的類似性があるのである。家族の何人かは同じ鼻を，他の何人かは同じ眉を，また他の何人かは同じ歩き方をしている。そして，これらの類似性はダブっている」[10]。

（1）生活史と現病歴

　始語，始歩の遅れは不明。幼少期は偏食が強く，衝動的で，言動をからかわれると相手につかみかかったり，教室の窓から飛び降りようとした。花や虫を何時間も眺めているのが好きで，知識も豊富なため，「花博士」と言われていた。対人関係は苦手で，人を好きということも嫌いということもよく理解できないという。

　学業成績は優秀で，国立大学に現役で合格した。体育会系部活動のマネージャーになったが，暗黙の了解がわからないために意図せずしてルールを破ったり，「自分のことばかり話す」などの言動を周囲から責められるようになり，抑うつ状態となった。所属大学の相談施設を利用するようになり，部活動を退部し，非定型抗精神病薬少量の内服を開始したところ，抑うつ状態はかなり改善した。筆者と相談を続ける中で，本稿冒頭に記述したような他者同定の問題が浮き彫りになった。そこで自己の顔について尋ねてみると，X子は以下のように述べた。

（2）自己と顔についての経験

　X子は「人と会う時であっても自分の顔を鏡で見た時であっても，『前に見た時と違う顔に見える』という意味での違和感があること」が気になると言う。「違う」のは目であり，睡眠時間や体調のせいだとは思うが，自分でも他人でも見る度に形が違うと言う。「目が違うと，他人だと，違う人のように見える。疲れていたり精神状態が悪いときは，自分も違う人に見える」。

　「脳裏に自分の姿の全体像を描こうとしたら下顎から上がどうしてもおぼろげになってしまい，顔を失った女性の姿しか描けません。『どんな目や鼻をしていたか』という風に部分を絞れば思い出すことはできるのですが……」

　また集合写真の中の自分を見つけることは難しい，特に制服姿だと難しいと言う。「高校のときの集合写真。卒業アルバムの写真の画質が悪かっ

たせいもあるんですけど，私どこかな？　というのが。クラス写真でも学年写真でも。確かここら辺に立っていた，というのを手掛かりに探した。出席番号が前のほうなので，前のほうに立ってたな，と」。

「集合写真については，基本的に自分を見つけるにあたっては『これが私だ』という明確な意識をもってというよりは『他の人たちは私ではない』という消去法で探しているようです。もしかすると，私にとって『撮影時に自分が立っていた位置』や『その時の自分の服装』という要素は『私ではない人たち』の中から『私ではないように見える私』が私であるという裏付けのために必要なものであるのかもしれません」。

「（集合写真の自分が自分に見えないのは）集合写真は中学とか高校とか，結構昔に撮られたから，ということもある。（中略）写真の中の自分を探す手掛かりは，髪の毛と身長」「中，高のときの自分の写真を見ているときの感覚は，死んだ人を見ている感覚に近いかも。もういないのに，写真の中にはいる」「昔の写真に写っている自分と今の自分との連続性が希薄なのかもしれない。昔の写真の中の自分が自分だというのは，みんなが言うのでそうなんでしょう，というかんじ」。

昔の写真の中の自己を認識しづらいのなら，携帯電話のカメラ機能などで今しがた撮ったばかりの自分の写真についてはどうかと尋ねると，「自分の顔であることを否定する要素は皆無ですから。鏡を見ていても，自分の顔であることを否定する要素は皆無なので，自分なんだろうと思う」と非常に消極的に肯定する。

「幼稚園の頃（4，5歳），人から声をかけられるということは，私にも顔があるんだな，物理的にいるんだな，と思った。自分に顔があるということはわかっても，鏡を見ないと見られないのが納得がいかなかった。他の人はどうやって（自分の顔を自分では見られないことに）折り合いをつけているのか」「幼稚園に入る以前は，そんなことを考えたこともなかった。鏡の中に映っている人がいるな，と思っていたような……でもはっきり覚えていない」「幼稚園に入る頃か入る前か，その頃は鏡というものの機能

を理解していなかった。今は鏡は光を反射して左右反対の像を映すと理解しているので，写っているのも自分だと思う」「鏡に映っているものは，ただ写っている。自分だと思っても，そういうイメージはすぐほどけてしまう感じ。定期的に結び直さないといけない。皮肉なことなんですが，お腹を壊したり，負傷したり，そういう痛みの感覚は自分だという感覚と繋がる。内臓は，自分では見ることができないので，痛くなると，実感できる」「幼稚園の頃，お腹が痛くなったり，嘔吐したり，（中略）そういう体の感覚に訴えてくる記憶は，自分のことだという実感がある。写真を見ていても私には思い出す感覚がない」「高校生の頃，離人症というか，現実感がなくて，自分が死んでいるような気がした。人から声をかけられるということは，自分の顔があるというか，体があるというか，そう認識したような。私も生きている，と」「自分に顔があるということに無頓着だったり，逆に意識しすぎたりする。他人に見えている自分の姿に無頓着。服装が変と言われて，あー，他人にはそう見えるのか，と」「中，高のときは，学校にはただ物理的に存在していればいいと思っていたので，髪はぐしゃぐしゃ，ズボンはしわだらけ」。

2. 症例の考察

（1）**自己の顔でさえ，目の形の変化などから，容易に同一性を失う：自己の顔も「パーツ」の集合？**

　　睡眠時間の過不足や疲労などによって，眼瞼の微細な形状や色調が容易に変化することは，誰もが日常的に経験している。また眼球の位置，視線は移ろうのが自然である。厳密に言えば，確かに人の目の様子は日々刻々異なる。自分でも他人でも見る度に形が違うというX子の発言は，その意味では全く正当である。しかしその程度の変化は，おそらく全身のあらゆる部分に絶えず及ぶ。目の微細な変化でさえ看過できないX子にとっては，目以外の全身の情報も頼りにならないはずである。X子は目の持ち主

が自己自身の場合でも,「疲れていたり精神状態が悪いときは,違う人に見える」。すると,他者はもちろん自己さえも,あらゆる人はすべていつも異なる顔,さらには全身像を示していることになる。想像してみると震撼させられる世界像だが,X子に確認してみると「そうかもしれません」とあっさりと肯定的な返答をした。一方,定型発達者について考えてみると,定型発達者にとっても,他者の顔も自己の顔もいつも異なるのにもかかわらず,誰の顔であるかをほぼ瞬時に知ってしまう。いつも異なるのに同定できるのなら,いつも異なることは実は問題ではないのだ,としか考えられない。むしろ,常に移ろい続けて完全に一定したイメージを結ばないのが顔というものの特徴なのだろう。ASDは顔のように変化し続けるものの同一性を把捉するのが難しいのだと思われる。その結果,「脳裏に自分の姿の全体像を描こうとしたら」「顔を失った女性の姿しか描けません」。つまりX子の自己像には顔がない。しかしながら「『どんな目や鼻をしていたか』という風に部分を絞れば思い出すことはできるのですが……」と言うから,やはり,パーツを思い出すことは可能だが,顔には到達できない。ところでこの方法は,他者の顔に接近しようとするときと同様であり,結局,同様の困難が自己の顔に対しても経験されている。X子にとっては自己の顔と他者の顔は,同質の存在なのだろうか。

(2) **自己を含む集合写真の顔たちは「私ではない人たち」の集団：自己ものっぺらぼう**

　集合写真は学校や職場などで,式典など何らかのイベントの際に記念に撮影することが多い。よって,普通は（ひとりの）自己自身の像と多数の他者像とを含む。多くの場合,自分の写った集合写真を見る人は,多数の人物像たちから自分の像を探し出すことに大きな困難はないだろう。しかしX子にとっては集合写真中の像たちは一様に,「私ではない」存在に見え,「『これが私だ』という明確な意識」は持てない。X子には,X子の像は「私ではないように見える」。そのような「私ではないように見える私」を探

し出すために，立ち位置や服装に関する記憶など記述的，述語的な「パーツ」情報をやはり頼りにする。

注意すべきは，"私が私ではないように見える"という事態は，例えば"本当の私は他にいる"とか，"この顔は本当の私の顔とは違う"というような，どこかに"本当の私"が一応は担保されている事態——例えば統合失調症のカプグラ症状——とは異質である。統合失調症の患者においては，かつて鈴木茂[5]が論じたように「本当」や「本物性」ということが信じられており，本物でしかありようがないはずの自己さえもが禍々しい偽者になってしまい，それは未曾有の危機として体験される。一方，X子においては，おそらくこの世に生を受けたときから現在までずっと，本物もなければ，それゆえに偽物もないのである。本物／偽物というカテゴリーは意味がなく，ただ，個々の事物の間の差異（おそらく，記述可能である）を知覚するだけである。おそらく，これは先述の，のっぺらぼうの名もない現象がたゆたう世界像と近似している。しかし先程は，このっぺらぼうは他者たちのことであった。「脳裏に自分の姿の全体像を描こうとしたら」「顔を失った女性の姿しか描けません」というX子自身の言葉通り，今や，のっぺらぼうには自己さえも含まれている。

(3) 「中，高のときの自分の写真を見ているときの感覚は，死んだ人を見ている感覚に近い。もういないのに，写真の中にはいる」：自己の経時的同一性が不安定

「死んだ人」や「抜け殻」，「もういないのに写真の中にはいる」という言辞を字義通り受け止めるのなら，写真の中のX子は写真の中では生きているが，現在はもういない，死んでいる[注4]，とX子は認識しているということになる。写真の中にはいる自己がもう死んだ，存在しないと自己自身が認識している，とは一体どういうことだろうか？ X子自身が述べる通り，「中，高の自分と今写真を見ている自分との『連続性が希薄』」という説明が妥当なように思われる。すると，X子は写真によって昔の自分

の実在は確認できるし，現在の自分も実在するが，その間の連続性のみが失われているということだろうか。しかし「昔の写真の中の自分が自分だというのは，みんなが言うのでそうなんでしょうというかんじ」という言辞からは，昔の写真の〈自己〉像が自己であることへの確信は何とも覚束ないものだと思われる。また，「今写真を見ている自分」の存在は否定はしないようだが，今の自分の"像"には実感が乏しい。今現在の自分を同時に映しているはずの鏡の中の自己像についてさえ，「（鏡の中の顔が）自分の顔であることを否定する要素は皆無なので，自分なんだろうと思う」「鏡に映っているものは，ただ映っている」と言い，自己であるという意識が希薄である。鏡の物理学的性質を理解することによって，かろうじて，鏡に映った像は自己だと肯定する。X子は，過去であろうと現在であろうと，自己の顔は鏡や写真を通して像として視覚的に捉えられうるのだ，ということがそもそも実感できていないように思われる。それでは，どのような場でどのような契機があれば，X子は自己性を実感できるのか。

（4）体の感覚は自分のことだという実感があるが，写真を見ていても思い出す感覚がない：自己であるということとは

X子は，「幼稚園の頃，お腹が痛くなったり，嘔吐したり，（中略）そういう体の感覚に訴えてくる記憶は，自分のことだという実感がある。写真を見ていても私には思い出す感覚がない」と言う。記憶であっても，体の

注4）確かに一般に写真の中に写っているものは，20世紀フランスの哲学者・批評家のバルト[11]が写真論で端的に指摘したように，過去に存在したもの（「それは－かつて－あった」）に他ならない。バルトは，「絵画や言説における模倣とちがって，『写真』の場合は，事物がかつてそこにあったということを決して否定できない」「『写真』はもはやないもののことを（必ずしも）告げはしないが，しかしかつてあったもののことだけは確実に告げる」（バルトによる強調は省略）と述べている。また彼は，写真の特質が死であるという。これはX子による，写真の中の自分を見ていると死人を見ている感覚に近いという発言を思い起こさせる。バルトの採った現象学的方法と，X子の独今論的な在り方が親和性を持つためかもしれない。

感覚に訴えてくることが，「自分のことだ」という認定を下すのに大切だという。写真を見ても，体の感覚（の想起）を伴わないので，そこに写っている像も過去の自分として認定されない。また，鏡に現在の私の身体が映し出されていても，自分のことだという意識はやはり薄弱であった。しかしながら，鏡に向かって顔や手を動かすと，鏡の中の像も同期して同じ運動をするはずである。この運動感覚や運動における自己の能動意識（があれば）は，この像が自分であるという実感を生まないのだろうか。X子に尋ねてみると，それだけでは鏡の中の像が自分であるという実感には至らないという。ということは，今現在の，自己の運動を伴う体験でも，鏡など自己身体の外部に投影された視覚像を媒介すると，自己であるということが実感しにくくなるようである。結局，外部に投影されて身体感覚を伴わないと，自己だと実感できない，ということになる。X子の「内臓は，自分では見ることができないので，痛くなると，実感できる」という言葉に注目しよう。見ることができないものは，痛覚などの身体感覚がないと，自己だと実感できない。しかし，人は誰しも自分の顔を直接に見ることができないではないか。「自分に顔があるということはわかっても，鏡を見ないと見られないのが納得がいかなかった。他の人はどうやって（自分の顔を自分では見られないことに）折り合いをつけているのか」。結局，顔は鏡や写真を通してしか見ることができない。他者からするとわたしをもっとも端的に象徴し，私の内面を映す窓のように思われている顔というものを，私は見ることも，動きをコントロールすることもできない。このような，顔の不可視性，自己違和性，外部性に，私たちはなぜ折り合いをつけられているのだろう。顔は最初から鏡や写真や他者という外部によって成り立っており，私たちはその真実にいわば慣れているようである。ただし，完全に慣れることは難しく，この違和感をフロイト[6]は不気味なものと呼んだのだろう。また，例えば口元にマスクをつけるとどこか安心するという声は定型発達者からも聞く。これは，マスクによって覆い隠してしまえば，自己の顔がじつは自己コントロール不能であることの暴露が

少しだけ弱められるからだと思われる。一方，X子は，そしてASDの患者たちにおいては，直接見ることができないものは存在が確認できないのではないか，例えそれが自己の一部であっても。より厳密にいうならば，直接見ることができないものはASDにとって自己になりえないので，顔と呼ばれる部位も，非自己として留まり続けるのだろう。

（5）「他人が声をかけるということは，私にも顔があるというか，自分の体があるというか，そう認識したような」：自己の顔の不在

「幼稚園の頃（4, 5歳），人から声をかけられるということは，私にも顔があるんだな，物理的にいるんだな，と思った。自分に顔があるということはわかっても，鏡を見ないと見られないのが納得がいかなかった。他の人はどうやって（自分の顔を自分では見られないことに）折り合いをつけているのかと思っていた」「幼稚園に入る以前は，そんなことを考えたこともなかった。鏡の中に映っている人がいるな，と思っていたような……でもはっきり覚えていない」。

これは現代日本の4, 5歳の少女の内省として一般的なものなのだろうか。この言辞から考えると，X子は，幼稚園に入園した4, 5歳の頃，自分には顔や身体が存在するという事実を漸く発見したようである。そしてX子にあっては，4, 5歳より以前には，記憶の不鮮明さはあるものの驚くべきことに，自分には顔や身体が「物理的に」存在するという多くの人にとって当然のことが，当然ではなかったらしい。そして中学・高校という多くの女性がもっとも自己の顔を気にする時期にも，そして成人となった現在でも，「顔があるということに無頓着」である。顔を直接見られないことと，鏡を媒介した顔を受け入れられないことは，前項で見たような顔の自己性の希薄さを招くだけではなく，顔というものの物理的存在さえ不確実にするのだ。

3. 顔が存在するために

　哲学者の鷲田[7]は，顔という現象の特異性を分析した。「われわれは自分の顔から遠く隔てられている。われわれは他人の顔を思い描くことなしに，そのひとについて思いをめぐらすことはできないが，他方で，他人がそれを眺めつつ〈わたし〉について思いをめぐらすその顔を，よりによって当の私はじかに見ることができない。自己と他者とのあいだで決定的に異なるこうした〈顔〉の経験のされ方を飛び越して，はたしてわれわれは〈顔〉について一般的に語ることができるのだろうか」。

　X子が「折り合いをつけ」られずにいる"自らの顔の不可視性"のために，自己と他者とでは顔の経験は「決定的に異なる」。この決定的な相違に踏み留まって思考し続けなくてはいけない。鷲田の表現からは，他人によって眺められる私の顔を私自身は見ることができないというこの自他での非対称性こそが，顔を顔として特徴づけ，〈顔〉というものたらしめていることが示唆される。

　さらに鷲田[7]は論じる。「わたしは自分の顔に，（自分でも気づかない）その微妙な変化に，他人の顔をまなざすことによって，間接的にしか近づけないということ」（引用部分の括弧内も鷲田）。「顔の存在は，〈わたし〉を包む被膜であるどころか，逆に〈わたし〉の存在を深く走る亀裂そのものであると言ってよい。あるいは，それに関しては〈わたし〉の所有権がはじめから剥奪されているという意味で，顔は文字通り〈わたし〉の外部であると言うこともできるだろう」。

　わたしの顔は他者の顔と同じようにわたしの所有権を拒み，他者の顔と同じようにわたしの外部にある，のではない。わたしの顔は，わたしのものでありながら，わたしのものでない。顔はあくまで，わたしに回収されない，むしろわたしの亀裂であり外部なのである。鷲田の見事な分析に敢えて蛇足を付け加えるなら，顔という亀裂はたまたま偶然走った邪魔なもの，なくてもよいもの，亀裂がなくてもわたしはそこにある，のではない

のではないか。むしろ顔という亀裂によってこそ，わたしは外部と共に生成し存在しうるように思われる。わたしのものでありながらわたしのものでない顔という逆説こそが〈わたし〉の基盤なのではないか。X子は，顔は「わたしの」顔でないことを繰り返し述べていた。それでは，ASDでは他の物，たとえば顔以外の身体をわたしのものとして所有できているかというと，そうではないのだ[8]。顔をわたしの顔にできないことは，顔の存在自体を（物理的存在まで）不確実にし，さらに，わたしの問題に及ぶ。

　解剖学的，物理的な構造ゆえに，誰しも自己自身の顔は決して直接には見えない。せいぜい鼻の先端がピンぼけの状態で視界の隅に入る程度である。自己自身の顔の全体は想像するしかない。そして，想像には鏡や写真や他者による媒介を受け入れなくてはならない。このように阻害された不可視な顔を，非直接的な媒介に「折り合いをつけ」（X子）て受け入れることこそが，解剖学的な顔面を初めてわたしの顔たらしめ，同時に〈わたし〉の存在を生成するように思われる。もし自己の顔が直接に常に見えていたら，それは自己の顔たり得るだろうか。顔は見えないけれど，それゆえにこそわたしの顔であること。このことを受け入れないことは，わたしというものの完成を阻止し，未構造なまま——"のっぺらぼう"——にするのではないか。

IV. おわりに

　本稿の顔についての議論をまとめておこう。まずASDの患者は他者の顔をどう体験しているかを概観した。彼らは他者の顔を覚えるのは苦手であり，髪型や眉毛や鼻や顎の形，眼鏡，服装や持ち物（鞄等）など，顔あるいは外見全体のうち比較的変化に乏しく固定的な部分的確定記述的特徴に頼って，何とか他者の同定を試みている。しかしそうした諸部分の「まとめ上げ」では，「ひとりの人の顔」という個体性には至らないのである。ASDの生きる世界には，基本的には，「パーツ」はあるが顔はない，その

意味ではのっぺらぼうの名もない現象（という他者たち）が生起している。他者の顔と同様に，ASDの患者たちは自己自身の顔に出会うことも難しい。彼らは寝不足による眼瞼の形状の変化など，微細な変化によって顔の同一性を容易に見失ってしまう。その結果，彼らにとっては自己も他者もあらゆる人はいつも常に異なる顔と全身像を示している。そこに，自分の顔であるがゆえの特有の困難が加わる。つまり，自己自身の顔は誰にとっても解剖学的構造によって不可視であるが，〈ASDでは見えないものを想像することが困難〉であるがゆえに，〈直接的な感覚に依らないものを他者や鏡や写真による媒介を通して受け入れることも困難〉であるがゆえに，結局，自分の顔を受け入れることができない。その結果，ASDの患者たちにとって，自己の顔はいわば存在せず，他者の顔と同様にのっぺらぼうである。

　顔がわたしの顔として存在するための条件——それは，ひとつには，直接見えないことである。

　見えない，直接体験できないものを受け入れられないことは，ウィング[1]がASDに関して提唱した有名な"三つ組の障害"のひとつである，想像力 imagination の障害に基づいていると思われる。しかしながら，想像力の障害は，三つ組のうち他の二つ——社会性の障害とコミュニケーションの障害——に比べて，精神科医にも患者にも受容されにくいようで，実際，最近のアメリカ精神医学会の診断基準からは外されてしまった。しかしASDに基本障害というものがもしあるとすれば，筆者の考えではそれは想像力の障害[注5]である。わたしの顔は，基礎的な意味において，想像力の産物だと言えるだろう。

注5）究極的には想像力の障害とは時間の障害であり，顔との出会いの困難とは時間の困難であろう。詳しくは稿を改めてまた論じたい。

文献

1) Wing, L.：The Autistic Spectrum：A Guide for Parents and Professionals. Constable, London, 1997.（久保紘章, 清水康夫, 佐々木正美訳：自閉症スペクトル—親と専門家のためのガイドブック. 東京書籍, 東京, 1998.）
2) Tang, J., Falkmer, M., Horlin, C., et al.：Face recognition and visual search strategies in autism spectrum disorders：Amending and extending a recent review by Weigelt et al. PLoS One；10（8）：e0134439, 2015. doi: 10.1371/journal.pone.0134439.
3) 清水光恵：自閉スペクトラム症の患者はなぜ人の顔と名前を覚えるのが苦手なのか. 臨床精神病理, 35（2）：127-143, 2014.
4) 綾屋紗月：発達障害当事者から—あふれる刺激, ほどける私. 専門医のための精神科臨床リュミエール 23 成人期の広汎性発達障害（青木省三, 村上伸治編）：p.70-83, 中山書店, 東京, 2011.
5) 鈴木茂：分裂病性妄想の起点における私の「同一性」から「本物性」への変容について：生物学的「自己」と私の「自己」意識のあいだ. 臨床精神病理, 16（2）：145-163, 1995.
6) Freud, S.：Das Unheimliche. In：Imago, Bd. V., 1919.（藤野寛訳：不気味なもの（フロイト全集 17）. 岩波書店, 東京, 2006.）
7) 鷲田清一：顔の現象学. 講談社, 東京, 1998.
8) 清水光恵：自閉症スペクトラム障害における「痛覚鈍麻」について. 臨床精神病理, 33（3）：273-282, 2012.
9) 福本修：「心の理論」仮説と『哲学探究』—アスペルガー症候群［から／を］見たウィトゲンシュタイン. http://home.u02.itscom.net/fukumoto/hp/shyohyo/archives/asperger.html（初出：イマーゴ, 1996.）
10) Wittgenstein, L.：Blue and Brown Books. Basil Blackwell, Oxford, 1958.（大森荘蔵訳：青色本・茶色本（ウィトゲンシュタイン全集 6）. 大修館書店, 東京, 1975.）
11) Barthes, R.：La chambre claire—note sur la photographie. Le Seuil, Paris, 1980.（花輪光訳：明るい部屋—写真についての覚書. みすず書房, 東京, 1985.）

第2章 見られるとはどういうことか
——自閉症スペクトラムにおける,「目と眼差しの分裂」(ラカン)の不成立について

菅原 誠一

　　　　　もう一度, 呼び鈴に手をやって, 鳴らした。「ピン」と跳ねる音がして,「ポーン」と伸びる。
　　　　　平日の町は誰も住んでいないかのように静かで, 呼び鈴の音は立ち並ぶ家々の壁に吸い込まれていく。後ろを振り返る。
　　　　　もしかすると, と思った。
　　　　　もしかすると町の住人たちは, 新入りの僕をどこか高台から観察し, 品定めをしているのかもしれない, と[1)]。

I. はじめに

　他人から見られているという注察感あるいは注察念慮は, 多くの疾患に広くみられる症状である。

　統合失調症患者の注察感は, 周囲に誰ひとり他者が居ないときでも絶えず彼らをさいなむ。その場合彼らは, 自室のあちこちに目張りをしたり, 壁紙を剥がしてカメラを探したりといった作業を繰り返すが, いくら確認してもどんな対策を施してもけっして注察感が鎮まることはない。統合失調症患者を眼差している他者は超越的な存在であり, 患者がそれを知覚世

界の中に探そうとする努力は決して報われることがない。結果として，彼らの妄想は，「まわりにだれも人がいないはずなのに『見られている』という感じがいつもします。だれもいない部屋にいてもそういうことを感じます」「戸の外にだれかがいて，じっとこちらをうかがっています。窓からものぞかれているようです。むろん見えも聞こえもしませんが，誰かがそこにいるということはまったく確かなのです」（いずれの例も宮本忠雄の文献[2]による）のように述べられる。

精神病理学者の中安[3]は，いまだ典型的な諸症状が出揃っていない最初期段階の統合失調症症状を精緻に観察し列挙したが，そうした段階でしばしばみられる「漠とした注察念慮」について，「周囲に誰もいない状況で『誰かに見られている』と感じられる体験」と定義している。

我が国の精神病理学にも大きな影響を与えたツットの古典的な論文『眼差しと声』[4]では，妄想型統合失調症患者は「立場を失って他者に蹂躙された状態」にあるとされ，そうした基本状況の中で患者はいわば二次的に「眼差され，語りかけられると感じる」ようになるという。そのとき眼差しは「無媒介的に」，すなわち何の契機もなしに感じられると論じられている。

ここでは中安とツットの論を代表として挙げたが，彼らが述べているとおり，統合失調症患者が眼差しを感じるためには誰かと目が合うことは不要である。それどころか周囲に誰かがいる必要もなく，きっかけとなる物音や気配さえ不要である。患者によっては，「私はみんなに見られている」と訴えることもあるが，これもまた，常に注察感を感じるという同種の体験から来るものであろう。

統合失調症患者のこの体験は不合理なものだが，しかし我々はそれをある程度までは我が身に置き換えて想像することができる。それはどうしてだろうか。

まず，非精神病者の体験においても，他者の眼差し[注1]は必ずしも眼球の映像によってもたらされるとは限らない。"向こうから見られている"

という眼差しの体験は、サルトル[5]によれば「木々の枝のすれあう音，足音に続く沈黙，よろい戸の半開き，カーテンのかすかな揺らめきなどを機会としても，同様に与えられる」。この文脈でサルトルが挙げた有名な例では，我を忘れて鍵穴から室内を覗いている者は，背後で物音を感じると，背後からの視線を感じるとともに，我に返らされ，羞恥のなかで自分自身の存在に改めて気付かされる。

　我々が誰かと対面する場面を考えてみても，そもそも我々は，相手と目が合っている間は，気詰まりではあっても，いわゆる注察感を感じるわけではない。むしろ，一度目が合った後，こちらが視線を逸らした後も相手には動く気配がないようなときに，視野の外に注察感を感じるものである。

　さらに我々は，例えば何かしら疚しい行動とか，秘密裏に進めたい行動を行うときには，周囲に誰も居ないことが分かっていても微かに注察感を感じるものである。罪悪感を表す「後ろめたい」という言葉が，もともとは「後ろ目」と「痛し」の合成語であったという事実も，罪悪感と他人の目との強い関連を物語っている[注2]。こうした視線体験は悪事の際に起こるとは限らず，例えば誰かを喜ばせるためにサプライズを用意する場合な

注1）サルトルの訳書で「まなざし」と訳されている原語「regard」は，のちに取り上げるラカンの訳書では「眼差し」と表記され，また村上はこのサルトルの概念をうけ「視線」という語を用いている。こうした事情も考慮し，本論では「眼差し」「まなざし」「視線」の3つの表現を特に区別せず使用する。

注2）古語「後ろめたし」には「気がかりだ」との意味での用例が多く，現代のような「やましい，気がとがめる」の意は稀であった。岩波古語辞典では「ウシロメ（後目）イタシ（痛し）の約。人を後ろから見守りながら将来は安全かと胸痛む気持。自分の認識や力の及ばないところで事態がどうなって行くか分からないという不安感を表す。成り行きに気がゆるせない，気がかりだの意から，転じて，自分の行為について他人の見る目が気にかかる意」とされている。語源については別の説を取る辞書もあるが，現代的な意味へのこの転義の過程に，他人の見る目と罪悪感との強い心理的な結びつきが働いたということになるだろう。旺文社古語辞典は，この語の『語感』欄で「何か悪いことが起こりそうで，後方から見られるという視線を強く意識し，不安な感じ」としている。

どにも同様に起こる。これらの場合には，サルトルが挙げた物音のようなきっかけすら不要であることにも注意しておこう。

　以上のように，一人きりの場面で物音もなしに，主として後方からの視線を感じる体験は，統合失調症患者に限らず広くみられる事態であるといってよい。冒頭のエピグラフに挙げた状況では，不慣れな街での周囲の静けさがかえって注察感を招いていた。

II．自閉症スペクトラムの自験例の注察体験

　上記のような統合失調症の臨床経験や我々の注察感の実体験を踏まえて問診していると，自閉症スペクトラム（以下，ASDと略記する）の患者からは，予想もつかない発言を聞くことがある。なお，筆者の症例はすべて成人になってから担当した成人例である。

症例A：40代男性

　幼児期より，言葉の遅れ，集団行動の苦手さ，気に入った玩具で何時間も遊ぶなどの特徴が認められていた。中学に入学後，周囲から「動作がのろい」「汗臭い」などと言われ不登校となり，洗浄強迫および確認強迫が出現した。後年，一時は工員として就労し，単一の機械部品を繰り返し製造する作業に年余にわたり従事していたが，上司の配置換えを機に不適応となり，以後は無職となって自宅で生活した。

　その後，自宅での不適応を機に当院に入院して半年ほど経った頃，関係念慮を訴え始めた。「部屋（個室）に居ても人の話し声，あと視線も気にしちゃうときがあって，辛いです」という。筆者が，Aは周囲に誰も居ない自室でも注察感を感じているのだろうと予想しながら，部屋ではどんなふうに視線が気になるのかと問うと，「部屋に居るとき視線は気になりません」という。詳しく問診すると，患者はホールや廊下で他者と目が合ったときに，「あざ笑っているのかな」と思ってしまう，と訴えた。相手が

遠い部屋の中にいる場合など,目の表情まで分からない距離にいても,「見られてるなって感じる」「僕の方を見てる気がする」ことがあるという。これを聞いた筆者が,相手の姿が見えると視線が気になるということなんですね,と一般化した表現で受けると,「顔ですけど」と訂正する。

これ以降も,筆者にはなかなか体験の全貌が掴めず,問診では噛み合わない対話を繰り返した。「見られている感じはしますか」とAに質問して,「わかんないです」という答えが返る一方で,「視線が気になりますか」と聞くと,「はい,目が合いますから」という。

その後,他患者の往来が少ないエリアの病室に移動してからは,注察感の訴えは減少したが,絶えず緊迫感・焦燥感をにじませ「落ち着かないです」とばかり訴える病像へ変化し,足踏みしたり,額を壁に打ち付けるなどの行動が続いた。抗精神病薬はほとんど無効であった。

症例B：30代女性

乳幼児期から感覚過敏があり,夜泣きが多く,抱っこを嫌がり,自傷もあった。幼稚園時はよく仲間外れにされ,小学校では教室に入れなくなり,大学病院を受診してアスペルガー症候群と診断された。結局教室に通えず,後年には希死念慮も出現し,リストカット,過量服薬,飛び降りが繰り返され,中学,高校時代にはいずれも複数回の入院を要した。

Bも個室を使用中であったが,大きめのニット帽を深くかぶって額やこめかみまで覆い,さらにマスクを着用した姿で回診を待っていた。他人の視線が気になると訴え,「周りに気配を感じるだけでモヤモヤ。全員から見られている気がする」「前を通られるとビクッとする」と言い,「視野を狭めて」「マスクで表情を読み取られないように」しているという。このうち,自分の視野を狭めるという理由が筆者には理解できなかった。担当職員らが少しずつ得た情報を総合すると,この患者は,他人が自分を見ていることに気付くと苦しく感じるため,他人の目を見なくて済むように,ニット帽を極端に深く被っているのだという。これによって,横方向の視

野が狭まり，横方向に居る人々から自分が見られていることに気づかずに済む。しかも，できれば前方向の視野も閉じたい（＝見えにくくしたい）のでゴーグルを着用したいと訴えた。しかし院内にはゴーグルを持ち込めず，外出の際にのみゴーグルを着用することになった。そうした対策のせいでBは，他人の目をむしろ惹きやすい姿になっているのだが，Bにとっては，他人の目を自分が見なくて済むことの方が重要なのだという。

　以上のASD患者2名は，人が居ないところでは注察感を訴えない。周囲に人が居るとき，特に他人の姿（とりわけ顔，目）を見ると，見られていると感じて苦痛を訴える。
　現象学者の村上靖彦[6]は，自閉症を論じるなかで，「視線が怖いため，教室では必ず最前列の窓側に座ると決めている大学生に出会うこともある」という。最前列という，教室内のほとんどの学生が自分の後方から前方を見ている状況の方が，筆者にはいっそう他人の目を気にしてしまいそうに思え，視線を避けるためならば最後列に座りたいと考えるのだが，こうした一群の症例では，むしろ自分が他人の目を見ずに済ませられることで苦痛が緩和されるようなのである。
　筆者は，統合失調症の患者から同様の訴えを聞くことはない。冒頭に要約した通り，統合失調症の場合，他人の目を見ることなしに，それどころか誰も居ないところでも，注察感を確信的に感じるという点にこそ特徴がある。
　もちろん，統合失調症患者も，周囲に実際に存在する他者に対する注察感を持つことがありうる。ただそれは偶発的な症状であって，統合失調症に特徴的な所見ではないため，主題的に論じられることはほとんどない。中安の初期統合失調症論にも，症状として「漠とした注察念慮」と「面前他者に対する注察・被害念慮」の2つが列記されているが，そこでも，前者は四主徴の1つに数え上げられる一方で，後者はより発生頻度が高いとされながらも診断的には相対的に重要視されていない。

そしてここで重ねて強調しておきたいのだが，本論で筆者が取り上げたいのは，「ASDでは，周囲に具体的他者の目を知覚している場合に注察感が起こる」という陽性の特徴[注3]ではない。そうではなく，「ASDでは，周囲に具体的他者の目を知覚していないときには注察感が起こらない」という陰性の特徴の方に注目したいのである[注4]。

筆者が，統合失調症かASDか鑑別困難と感じてきた60代男性患者Cの妄想では，学生時代に特定の犯罪集団に不興を買って以来，つねに「組織からの監視」を受け続けており，人生の節目節目で行動を妨害されつづ

注3）統合失調症とASDそれぞれの妄想内容（＝陽性の所見）の対比については，例えば十一が「対人的方向性の未分化」という文脈で次のように指摘している[14]。
　　誰かが叱責されている場面に遭遇すると，自閉症の子供は自分が叱られている状態（一種の被影響体験）に陥ってしまいやすいが，この現象にもASDにみられる対人的方向性の未分化が関与していると思われる。その際，統合失調症にみられる"行きかう人が皆，自分を睨む，目を背ける"などの関係念慮におけるような自己と他者との関係一般における異変とは違い，ASDの場合は，あくまで特定の他者に対する意識のされ方の問題となっている。すなわち，統合失調症では他者性に対する存在論的病理といえるのに対し，ASDでは具体的他者に関する存在者的病理である点に相違がみられる。

注4）筆者は仲間うちの検討会でこの点に触れたときどうしても論点がずれてしまった経験があるので，やや脱線になるがラカンが1955年から56年の講義録（セミネール）『精神病』のなかでこうした陰性の特徴について語っている箇所を紹介して，筆者の論旨を強調してみたい。
　この講義では，妄想患者の自伝として有名なシュレーバー控訴院長の回想録が集中的に取り上げられている。ラカンによれば，シュレーバーが自分と神との関係について書いた妄想内容は，ほとんど神学的といえる説明でありながら，そこには奇妙にも「摂理」という働きへの言及が全く認められない。この指摘に引き続いてラカンは自ら注釈し，そもそも何かが無いということを示すことは，有るということを示すよりも難しい，という。しかも，シュレーバーの回想録には出版前に削除された箇所があるため，今後新たな資料が見つかればそこに「摂理」への言及が見つかる可能性さえぬぐいきれない。しかしこうした留保を置きながらも，ラカンは，「不在に注意を向けることは，構造を位置づけるために非常に重要なこと」であると明言し，同じ年の講義でこのあと，シュレーバー回想録には隠喩が見当たらない，父の名が排除されている，などと，構造的不在についての鋭い指摘を次々に行っている。

けてきたという。現在は作業所に通っているが，たとえば他の作業所利用者から突っ込んだ質問をされた時などに，いまだ「その患者を使った監視を受けている」と感じるという。しかし筆者が，監視というからには他の患者から見られているとかカメラで撮影されていると感じているのかと問い返すと，何度も明確に否定して，見られているとか撮影されていると感じるわけではないし，これまでにもそのように感じたことは一度もなかったと返答した。それ以上詳しく聞こうとすると，「ちょっと意味が分かりません」と述べることもあった。

あるとき，診察の際にCが自らこの話題を切り出して，次のように語った。私がどのような方法で監視されているかは分からないままだが，例えば考えられる方法として，私の目に見えているものを電波のようなもので読み取るといった方法を使えば，私の行動を監視できるのではないか，と。なお，Cはこれをあくまで仮説として語ったのであり，思考察知のような統合失調症的体験があったわけではないことに注意されたい。

ここまでの患者A，B，Cはいずれも，彼らを相手に視線について話題にする際には，我々の質問の意図が理解されなかったり，予想外の答えが返ったりするようなやり取りが続いてしまう。この噛み合わなさについては，彼らが視線についてのある種の体験をまったく欠いていると考えた方が理解しやすい。特にCは，症例A，Bとは異なり，注察感を感じたことがまったく無いようであり，よって「視線」や「監視」といった語については彼なりの体験に即したやや比喩的な意味と用法を学習してきたのではないだろうか。

ここでこれまでの論点を表にまとめておこう（表1）。
内海[7]は，統合失調症とASDの鑑別を論じる文脈で「統合失調症は定型発達のベースの上に起こる病である」と述べているが，誰も居ない場面での視線体験のありかたは，この内海の主張を強く裏づけるもののように思われる。

表1 注察感からみた統合失調症と ASD の対比

	誰も居ない場面での注察感	周囲に人が居る場面での注察感
統合失調症の患者	有りうる（症状として特徴的）	有りうる（症状として偶発的）
ASD の患者	ない	持ちえないことがある
定型発達者	有りうる	有りうる

III.「視線触発」の概念（村上）

　ここで村上が自閉症者の視線体験の現象学を論じた文献から,「視線触発」という概念を取り上げて本論との関連を考えてみたい。

　村上はまず,自閉度の強い子供の特徴として「目が合わない」「一緒に見てもらおうと指さしや目配せをしない」といった現象がよく知られている一方で,多くの自閉症児は,年齢が進むにつれ人と目が合うようになる,という事実を紹介したうえで,「『目が合う』とは相手（そして見つめられる自己）に気づくようになることである」と指摘し,その前提として「視線や呼び声,触れられることなどで働く,相手からこちらへと一直線に向かってくるベクトルの直観的な体験」があると考え,この体験を「視線触発」と名付けている。

　そのうえで村上は,先に筆者が触れたサルトルの例に言及し,次のように述べている。

　　眼球を知覚しなくても,物音や気配で視線を感じることもある,たとえ思い違いや（絶えず誰かに見られているという）統合失調症の妄想であるにしても,眼球の知覚を伴わない視線の経験はありうる（サルトル）。目が合うこと,つまり視線や表情を体験することは,知覚とは異なる次元で成立している概念なのである。

このように村上の論においても，眼球知覚なしに視線を感じることは，定型発達者から統合失調症患者まで幅広く認められる現象と考えられている。

この「視線触発」は，定型発達児の場合は乳幼児のごく早期から成立する体験である。村上は，「ほとんどの人は覚えているかぎり視線を感じる世界のなかで育ってきている」と言い，定型発達には「もっとも原初的な層においてすら視線触発を前提とせざるを得ない」としている。一方で「視線触発」は，多くの自閉症児がのちに獲得する体験様式であるものの，一部の自閉症者には生涯を通じて成立しない。「目も合わず他者というものを知らない重度の自閉症児から，他者の存在に気づいているけれども視線を怖がる自閉症児，あるいは特に視線を怖がらないがコミュニケーションにぎこちなさを残す自閉症児など，さまざまな状態がある」という。

村上は，声かけや触覚を含めた他者からのベクトルに気づくことを一般に「視線触発」と総称しているので，「手紙を読むときにも手紙の書き手は私に語りかけてくる以上，視線触発は知覚空間には定位できない方向性・運動である」とも言い，結局のところ「相手は対象として定立される必要はない」「実際には視線触発が他者の実在とは関係なくベクトルとして感じられる」ともまとめている。

このように村上は，視覚に限らず様々な他者からの触発を一般に「視線触発」と呼んで著書全体を貫くキーワードとしているのだが，奇妙なことに村上の著書には，自閉症者自身が「視線」という言葉を用いて体験を語った実例が全く登場しない。それに近い例としては，アスペルガー障害を持つ大学生の手記から引用された次の箇所があるだけである。

> 私が人間種を拒絶する背景には彼らをどう扱うのかについての完全な混乱と恐怖がある。アイコンタクトは物理的に苦痛だった。なぜ人は互いにそんなに気軽に見つめ合うのだろうか。

第 2 章　見られるとはどういうことか
　　　——自閉症スペクトラムにおける，「目と眼差しの分裂」（ラカン）の不成立について　　33

　この例では目が合うことでの苦痛が語られているものの，目と目の間にあるはずの視線について語られているかどうかは明らかでない。この例に限らず，村上の著書で挙げられる，自閉症患者が視線恐怖を持つようになった実例は全て，目が合うことへの恐怖を訴える例ばかりであって，例えば後ろから見られることへの恐怖，視野の外にある視線への恐怖は登場しない。よって当然ながら，周囲に誰も居ない場面での視線恐怖も登場しない。

　以上の村上の著書と自験例からの知見をまとめると，ASD の視線恐怖の特徴として，目が合うことへの恐怖を訴えることが多く，誰も居ないところで注察感を感じることはほとんどなく，後方など視野外からの注察感を感じることもほとんどないということになる[注5]。さらに ASD の一部では自らの視野から相手の姿を外すことで相手の視線が気にならなくなる，といったことからすると，彼らは，「視線」という語の幾何学的・擬似光学的なニュアンス，すなわち自分と相手の間の空間を貫いて自分へと到達する仮想的な矢印としての視線を感じることはなく，単に眼球の向きに気付いているのではないかとも思われる。ASD にとって，そもそも眼差しは空間内に定位して感じられているのだろうか。

　ところで村上は，「視線触発によって体験化するのは（略）『見られている』という受動的体験の中で生起しうる身体運動感覚と情動性の触発である。それゆえ極端な場合には，視線は冷や汗，赤面，痛みなどとして感じられる」と，まるで身体上に視線センサーがあるかのような面白い指摘をしている。たしかに，我々にとって眼差しは，周囲の空間内を，単なる仮想的な矢印以上の，いわば肉感をもって伝わってきたように体験されるも

注5）誰かの目から発せられると想定される視線，すなわち目を起点にした矢印として表されるような視線（数学的には，「ベクトル」ではなく「有向線分」と呼ぶべきもの）を指す場合には，近年の話し言葉では「視線」よりも「目線」という言葉が好んで用いられるようである。この使い分けを用いて，"他人と目が合うようになったり視線恐怖を訴えるようになったASDの人々が体験しているのは，視線ではなく目線である"，といえるかもしれない。

のではないだろうか。

　一方で，もしも視線というものに気づかないまま成長したASDの人々に，ある時からこの身体感覚が生じるようになると，それは本人にとって単に意味不明な緊迫感・落ちつかなさといった症状として発現するのかもしれない。自験例Aの視線恐怖が消えた最終状態はそのように理解できるようにも思われる。

IV. 目と眼差しの分裂

　次に，フランスの精神分析家ラカンが1964年の講義録（セミネール）『精神分析の四基本概念』[8]で眼差しについて論じた部分を，本論との関係で参照してみたい。

　ラカンは，眼差しとは「あらかじめすでに存在している」ものであり，「私は眼差しに根源的仕方で曝されている」などと述べ，村上と同様，見られる状態なるものを原初に仮定している。

　この根源状態についてラカンは，「私は一点から見ているのに，私は私の存在においてあらゆる点から眼差されている」ともいう。ここで，「私はあらゆる点から眼差されている」というとき，当然ながら，眼差しは特定の目から発せられたものではない。この場合の眼差しは，起点が定まっておらず，むしろ私という終点だけが定まっている。このように出所不明な眼差しについて考察を進める際に，ラカンは「目と眼差しの分裂」という簡潔な表現を用いている。

　その説明のためにラカンは，絵画技法のひとつ，アナモルフォーズに言及する。アナモルフォーズとは，特定の角度から見るとか円柱鏡に映して見るなどの方法によって，真正面から見ていたのでは気づかれない形象が絵の中に見えてくるような技法のことである。

　ラカンが例に挙げたホルバインの作品『大使たち』では，正面から見ると，大きく描かれた2人の人物が真っ直ぐに鑑賞者の方に顔を向けて描かれているが，その足下に細長く白い謎めいた形が見える。しかし鑑賞者が

移動して特定の角度から絵を見上げると，そこに人間の頭蓋骨の形が見えてくる。この場合，正面から見る者の眼差しが絵に向かうという位置関係のほかに，白色の帯が髑髏として見えるような角度からみる鑑賞者と絵との間にも眼差しがあるという，2つの位置関係が同時に成立している。鑑賞者が正面像を前にしているときには斜め方向に，鑑賞者が斜め方向に居るときは正面に，いずれ誰かの目がそこに来ることが待たれている。

『大使たち』の例が秀逸なのは，正面では2人の人物の目から，斜め方向では髑髏の目から，眼差しが発せられているという点である。いずれの角度でも，鑑賞者の眼差しは，絵から発した眼差しと正対し混じり合う。絵は眼差しを含んでいる，とラカンは言う。それは，必ずしも絵の登場人物の眼差しではない。アナモルフォーズの技法を用いていない絵であっても，例えば遠近法は，奥行きを表現する方法であると同時に，鑑賞者がどのような位置から絵を見るべきか，また絵に描かれた対象との距離をどう想定すべきか，絵の側から指定しつつそこに来たるべき目を待っているのである。

そもそもラカンは，これに先立つ1959年の講義録『精神分析の倫理』[9]で石器時代の洞窟画に言及した際，「洞窟の壁に絵を描く実践は，目に見えない居住者を洞窟に住まわせること」であると述べて，絵には，仮想的鑑賞者を創り出す作用があると述べていた。

さらに先立つ1955年の講義録[10]では，妄想患者シュレーバーの回想録（多くの新奇な表現を含む）を詩と比較して，前者は病的体験の証言であるのに対して，「詩とは，世界への象徴的関係の新しい次元を引き受けている主体の創造です」（改訳）と述べて両者を区別している。詩という芸術形式においても，新たな主体の創造が起こっているというのである。

このように，ラカンは一貫して，芸術は，世界との新たな関係を体験する主体を創造するものであるという芸術観をもっているようである。

もしも絵が，それまで誰も気づいたことのない視点を創り出し提案するものであるならば，絵は，新たな眼差しを創る，あるいは，新たな眼差し

を備えた仮想的主体を作るともいえるだろう．かくして，絵の前に実際の目があろうとなかろうと，眼差しは存在するといえる．ここではやはり具体的人物の目から独立した眼差しが存在しているのである．

　この表現を借りて本論の趣旨をまとめると，統合失調症は「目と眼差しの分裂」が成立しえた者に起こる疾病である一方で，ASD には「目と眼差しの分裂の不成立」がある，と表現することができるであろう．

　ところで，ASD では目と眼差しが分裂していないのだとすると，彼らが描く絵画芸術にもその影響は認められるはずである．実際，ASD の人々が描く絵画の多くは，鑑賞者がどういった距離感や角度で眺めるべきなのか，絵の側で明確に指定してくれないという印象を与えるものが多く，これは本論にとってひとつの傍証と言えるかもしれない．

　さてラカンは，眼差しの前で，人はむしろ眼差される絵となってしまうとも述べている．その説明のためにラカンが自らの実体験から報告した出来事があるので，少し長くなるが紹介したい．

　ラカンが自ら「若いインテリ」だったという 20 代の頃，彼は「田舎の狩りとか船乗りとかの実践に身を投ずること」に関心を向けていたという．ある日，彼は小さな漁港に住む一家と小舟に乗って冒険を体験しようと期待していた．「我々が網をあげようと待っていたとき，プチ・ジャンと呼ばれていた男が（……）波間に漂う何かを私に示しました．小さな缶詰の缶，正確に言えば鰯の缶詰の缶でした．それは，そこに陽の光を受けて漂っていました．それは缶詰会社のしるし，我々の納入先である缶詰会社のしるしでした．その缶は太陽の光を浴びてキラキラと光っていました．そしてプチ・ジャンが私にこう言ったのです．『あんたあの缶が見えるかい．あんたはあれが見えるだろ．でもね，やつの方じゃあんたを見ちゃいないぜ』．（……）私の相棒が思いついたこのちょっとした話，この話が彼にはひどく面白く，私にはそれほどでもなかった理由は次の点にあります．つまり，彼がこんな話をしたのは，やはりこのときの私，つまり厳しい自然の中でやっとの思いで生きているこれらの人々に混じってすっかりその気

になっていた私は，実に珍妙な絵をなしていた，ということです」（改訳）。

ラカンが挙げるこの例では，目の前にいる人物の眼差しとの双対関係ではなく，缶詰の缶からの，非人称的な眼差しが問題となっている。ラカンもこの点を強調して，「プチ・ジャンが私に缶の方は私を見ていないと言ったことが意味を持つのは，それでもやはり缶は私を眼差しているからです」と述べている。この眼差しの前で，ラカンは，自らを他の人々と並んだ絵の一部として感じることができたからこそ，インテリがいい気になって危険な生業に参加しようとした滑稽さを自嘲的に「珍妙な絵」と振り返ることができたのである。

V．臨床的帰結

「目と眼差しの分裂」が成立していないASDの視線体験からは，社会生活上どのような帰結があるだろうか。

先に述べたように，我々は，密かにいたずらを準備したり，何かしら疚しく感じる行動のあいだには，周囲に誰も居ないところでも，微かな注察感を感じる。この注察感は罪悪感や羞恥心の発生と結び付いており，それらのせいで普段通りの動きができなくなって失態を演じたり，場合によっては思い直して計画を中止することもある。

ASDでは，人が居ないところでは注察感が生じないと仮定すれば，行為の準備をしたり，誰かを待ち伏せたり尾行したりする際などに，定型発達者のような微かな注察感が生じることはないということになるだろう。よって彼らが行為に対して感じる障壁は相対的に低く，計画を思い直す可能性もやはり相対的に低くなるはずである。こう考えると，ASDの事例では時には重大な触法行為前後の振る舞いさえも非常に冷静かつ大胆にみえ，躊躇なく実行されることがあるという事実についても，一定の説明が付くのではないだろうか。

30代のASD女性患者Dは，入院前の不適応行動について夫から頻繁に

叱責されることへの怖れから抑うつ的となっていた。夫の面会の際も気詰まりで不安が続いているなか、自宅への外泊を希望した。筆者はまだDに外泊は無理なのではないかと心配したが、実際に外泊に出てみると、夫と別の部屋に居れば楽に過ごせたと述べ、面会時よりもむしろ気楽に過ごせたようであった。こうしたちょっとした報告にも、彼らの体験様式が現れているのかもしれない。この場合、人目のないところでは圧迫感を感じないという特性は、Dの精神的安定にとってむしろ役立っている。

内海が、「ASDではしばしば『みえているものがすべて』となる」「逆にいえば、『みえないものはないのと同じ』となる」とやや比喩的な文脈で述べているが、このケースには文字通りに妥当する指摘であろう。

逆に定型発達者が、周囲に誰も居ないところでも注察感を感じるというのは、理屈から言えば不合理であり、むしろある種の病を抱えているといってよいのかもしれない。

ASDでは目と眼差しの分裂が成立していないとすれば、非人称的な眼差しの前で自らが絵の一部になるというラカンが述べた体験も起こりづらいということになるであろう。そこからはどのような帰結が生じうるだろうか。

筆者は、既に引用した箇所にあった「私が人間種を拒絶する背景には彼らをどう扱うのかについての完全な混乱と恐怖がある」という発言の、明らかに自分自身を含むこの「人間種」という言葉に注目してみたい。このような発言には通常、「自分もその人間の一人ではないか」といった反論が予想されるであろうし、発言者自らもそうした反論の可能性にいち早く気付いて口に出すのを控えるのが普通だろう。そもそもこの例では、例えば自分の普段の行為をセクハラと気づけない上司がセクハラを論じるようなケース（＝自己評価の問題）とは違って、本人も自分が「人間種」に属することはよく知っているはずである。にもかかわらず、このASDの発言者が「人間種」について語るとき、自分はそこにカウントされず抜け落

ちてしまうという事態が起こっており、その背景には、非人称的な視点から自分自身を含む絵を見ることが難しいという事態が想定できるのではないだろうか。この発言の最中には、自分が他人と同じ一人の人間であるという認識（ラカンの用語で言えば、人間であるという同じ「単一の特徴」を付与されているという認識）の欠如が起こり、いわば集合論的な問題が生じているように思われる。

目と眼差しの分裂が成立しないことの帰結として、もうひとつ考えられるのは、フーコー[11]が近代の規律訓練型の権力のモデルとしたパノプティコンの装置（の喩え）がASDには通用しないということである。

パノプティコンとは、中央に監視塔を置き、その周囲にいくつもの独房を円形または半円形状に配置した監獄であり、各独房には、監視塔に向けて窓が穿たれている。独房の中からは、監視塔が見えるものの、その中は暗くてよく見ることが出来ないので、つねに監視者が居るかもしれないと感じられる。この場合、囚人は、監視者が見えていなくても、たえず監視されているのと同じように感じ恐れていなければならず、従順に管理されるようになる。なお、各監房に複数の囚人が収容されることもあったようであり、その場合囚人は、周囲の囚人の目との双対関係とは別に、監視塔からの見えざる視線を感じ続けるということになる。

フーコーによれば、17世紀まではペスト患者など特殊な一部の人々への直接的な監視が行われていたにすぎないが、18世紀以後、監視の対象は一般民衆へと広がっていった。パノプティコンには、「権力の自動的な作用を確保する可視性への永続的な自覚状態を、閉じ込められる者に植え付ける」効果があり、学校、病院などに同様の編目が広がることで、閉鎖空間の外でも、また「罪や過ちや犯罪がおこなわれる前にもいつも同じ圧力が働く」「監視の一般化」が起こるという。

この監視システムは、社会学者の大澤真幸[12]によれば、「近代の権力の隠喩的なモデルである」と同時に「主体化」の過程のモデルでもある。「「主

体」は，個人が，抽象化されている監視者の視線を自分自身に内面化したことの結果である」からである．

ところが，もしも ASD 事例では他人の姿が見えないところでは注察感が生じないとすれば，この自己監視による制御が働かない．よって近代権力による内面化された支配や「主体化」といった事態が ASD には起こらないということになる．

ところで1990年にドゥルーズ[13]が論じたところによれば，フーコーが18〜19世紀に位置づけたこの内面化による規律システムは20世紀初頭にピークを迎え，第二次大戦後にはすでに衰退をはじめたという．現代では，このシステムは終わりつつあり，内面化によらない直接的な「管理型」の権力形式に移っている．大澤は，店舗や道路に多数設置された監視カメラ，携帯電話や各種カードの履歴情報，GPS などによる直接管理をその例としているが，テクノロジーの進歩によってこの監視は今後も精緻化し続けるであろう．

この社会の変化は，ASD が増え続けているという臨床的な印象と何か関係があるのだろうか．たとえば，自閉度の比較的低い群では，かつては規律訓練システムの中で生育することで他者視線をどうにか内在化し「主体化」されたが，そのシステムが次第に緩んでいった結果，同様の素因を持つ人々は他者視線を内在化しないまま生育していく，といった事態が起こったのだろうか．あるいはむしろこの ASD が増えたという印象は，それを観察する側を含んだ社会全体の見方の変化を反映しているのかもしれない．そもそも自閉症が発見されたのが第二次大戦の終わる直前であったことも示唆的であって，ASD とは，規律訓練システムが最盛期から衰退するにつれて，その力の及ばない対象としてますます多く浮かび上がりつつあるものなのかもしれない．

VI. おわりに

　ここまで挙げてきた ASD の自験例の多くは，他人の目に気づいてしまうことによって，定型発達へといくらか近づいたといえる人々である。この場合，彼らがいわば軽症であること，定型に近いことが，むしろ彼らを苦しめているようにもみえるのは皮肉なことである。

　ASD には，クラスメイトから見られることを嫌いながらも，アイドル活動を目指す者やコスプレーヤーなど，他人の目に曝される状況に好んで身を投じる者も数多く存在する。そうした人々は他人の目をどのように感じているのだろうか。視線が持つ肉感を感じているだろうか。SNS で他者から承認を得たいといった欲求とは関連があるのだろうか。こうした現象の病理について，本論を足がかりに引きつづき考察の課題としていきたい。

　筆者勤務先である東尾張病院の児童精神医学科医長であった東誠（ひがし・まこと）先生には多大なご指導をいただきました。ここに謝意を記します。

文献

1) 伊坂幸太郎：アヒルと鴨のコインロッカー（文庫版）．東京創元社，東京，2006．
2) 宮本忠雄：実体的意識性について—精神分裂病者における他者の現象学—．精神神経誌，61：1316-1326，1959．
3) 中安信夫：体験を聴く・症候を読む・病態を解く．星和書店，東京，2008．
4) Zutt, J.：Blick und Stimme. Nervenarzt, 28：350-355, 1957.
5) Sartre, J.-P.：L'être et le néant. Gallimard, Paris, 1943.（松浪信三郎訳：存在と無　現象学的存在論の試み（文庫版）．筑摩書房，東京，2007．）
6) 村上靖彦：自閉症の現象学．勁草書房，東京，2008．
7) 内海健：自閉症スペクトラムの精神病理．医学書院，東京，2015．
8) Lacan, J.：Le Séminaire de Jacques Lacan Livre 11. Les quatre concepts fondamentaux de la psychanalyse. Seuil, Paris, 1973.（小出浩之，新宮一成，鈴木國文，他訳：精神分析の四基本概念．岩波書店，東京，2000．）

9) Lacan, J.：Le Séminaire de Jacques Lacan Livre 7. L'éthique de la psychanalyse. Seuil, Paris, 1986.（小出浩之, 鈴木國文, 保科正章, 他訳：精神分析の倫理. 岩波書店, 東京, 2002.）
10) Lacan, J.：Le Séminaire de Jacques Lacan Livre 3. Les psychoses. Seuil, Paris, 1975.（小出浩之, 鈴木國文, 川津芳照, 他訳：精神病. 岩波書店, 東京, 1987.）
11) Foucault, M.：Surveiller et Punir-Naissance de la Prison. Gallimard, Paris, 1975.（田村俶訳：監獄の誕生―監視と処罰. 新潮社, 東京, 1977.）
12) 大澤真幸：生権力の思想. 筑摩書房, 東京, 2013.
13) Deuleuze, G.：Pourparlers. Minuit, Paris, 1990.（宮林寛訳：記号と事件 1972-1990年の対話（文庫版）. 河出書房新社, 東京, 2007.）
14) 十一元三：「自己」の病理にまつわる自閉スペクトラム症の症候論. 臨床精神病理, 38：227-231, 2017.

自閉症スペクトラムと〈この〉性

松本 卓也

I．はじめに

　この他者がほかならぬこの他者であること（「彼は，彼である」）の成立，そして，自己がほかならぬ自己であること（「私は，私である」）の成立。ともすればトートロジーとみなされることもあるこれらを成立させる機能を近代以後の「人間」にとって根本的なものとみなす哲学的思弁は，統合失調症をはじめとする様々な疾患の中でその機能の独特の異常——すなわち，カプグラ症候群やフレゴリ症候群をはじめとする妄想性人物誤認や，〈自己〉と〈他者〉のトポロジカルな反転——がみられることによって裏打ちされてきた。統合失調症を中心におくことによって成立してきた精神病理学は，「自我障害」を重んじる記述現象学，「自己の自己性」をめぐる現象学（人間学），「主体」と「大他者（l'Autre）」の関係を問題とするラカン派のいずれの立場を取る場合でも，この機能を「人間」にとってもっとも根本的な地位におくことに明示的／非明示的に同意してきたはずである。

　だとすれば，今日において精神病理学が行うべきことは，自閉症スペクトラム（autistic spectrum；以下 AS）における他者，そして自己の成立についての検討ではないだろうか。

　もちろん，そのための手がかりとなる精神病理学的な検討はすでになさ

れている。後に検討するように，AS における他者の顔の認知の困難について検討した清水光恵[1]は，AS においては，他者の顔が「〈この〉顔」ならば「〈この〉人」であると分かるようにパッと分かるのではなく，むしろ髪型や服の色や目や鼻の形などの様々な確定記述の束によって把握されている場合があることを指摘した。清水によれば，それゆえに AS ではしばしば顔を覚えることが困難となるという。ところが，レオ・カナー[2]が 1943 年に発表した自閉症に関する初の論文に登場する第一例ドナルドは，幼児期においてすでに歴代の大統領の写真を知っていたし，「彼の先祖や父方，母方双方の親戚の写真を知っていた」という。つまり，AS には，顔の認知が極度に苦手である症例（清水の症例）と，反対に極度に得意である症例（カナーの症例）の両方が存在するのである。

ならば，AS における顔の認知――本稿が取り出す原理は，顔の認知のみならずそのほかの AS の精神病理にも応用可能であると思われるが，ひとまずそれは措く――は，単に困難であるだけでなく，清水が述べたような特殊な認知の仕方と，また別の特殊な認知の仕方によって構成されていると考えるべきではないだろうか。そして，そのような検討を，統合失調症の精神病理学における他者や自己の問題と比較してみることは，「発達障害の精神病理」の解明を目指す私たちにとって非常に有意義なことであるはずである。

II. 他者の顔の認知をめぐる AS の 2 症例

まず，清水の提示している症例（X 子）を簡単に振り返っておこう。X 子は，初診時 20 歳の大学生であり，幼少期のころから極端な偏食や，特定のもの（ぬいぐるみ）や事柄（道順）へのこだわりが目立っていた。小学校にあがった頃から不適応が目立つようになったが，大学生になり運動部のマネージャーになったことから深刻な二次障害を来し，相談室に来所するようになった。ところが，4 回目の面会の際にも，X 子は担当医師（清

水）の顔を覚えておらず，「未知の他人を見るような表情で筆者〔＝清水〕を見つめ」ていたという。ふつうであれば，すでに3回も同じ人物と会っていれば，顔も覚えているはずであると考えられるが，X子の場合はまったく覚えていなかったのである。

そこで，人の顔を覚えるのが苦手かどうかをX子に問うたところ，X子は次のように答えた。彼女は，他者の顔を「目の形や，鼻の形」，あるいは「髪の毛の生え際とか，おでこが広い狭い，肌の荒れ具合，出っ歯」といった様々な属性の組み合わせで覚えているため，その他者が「急に髪を染めたり，坊主頭になったりすると，わからな」くなり，「ニキビがいっぱいの人が急に治ると，その人がわからなくなる」というのである。たしかに，これは奇妙な顔の認知の仕方である。ふつう（定型発達の人々においては），他者の顔は，部分的なパーツの組み合わせによってではなく，むしろその全体をひとつのゲシュタルトとして捉えられており，それゆえどこか特定のパーツが変わっても，この他者がこの他者であるということが分からなくなることはないはずだからである。

清水は，ASにみられるこのような特徴を，バートランド・ラッセルやソール・クリプキの固有名（proper name）をめぐる哲学的議論から理解している。すでに有名な議論であるが，簡単に説明しておく。固有名とは何か，ということを考える哲学的立場には，大きく分けて記述主義（descriptivism）と反記述主義（anti-descriptivism）の2つがあるが，一方の記述主義の立場では，固有名は確定記述（＝その固有名を定義する属性や説明）の束に還元できるとされる。たとえば，「アリストテレス」という固有名は，「古代ギリシアの哲学者」「アレクサンダー大王を教えた」等などの一連の確定記述の束に還元できると考えるのである。ところが，記述主義の立場をとった場合，歴史的調査によって「アリストテレスは実はアレクサンダー大王を教えていなかった」ことが判明した場合に，「アリストテレスは実はアレクサンダー大王を教えていなかった」という無意味な命題を立てなければならなくなる（記述主義では，「アリストテレス」

という固有名は「アレクサンダー大王を教えた」という確定記述に還元されるのであるから、「アリストテレスは実はアレクサンダー大王を教えていなかった」という命題は、「アレクサンダー大王を教えた人物は実はアレクサンダー大王を教えていなかった」という意味のない命題になってしまうのである)。他方、反記述主義の立場からは、固有名は確定記述の束には還元できず、むしろ確定記述に還元しようのない反記述的な「何か」、すなわちその個体の属性には還元不可能なクオリア(主観的に感知される特定の質)こそが固有名を支えていることが帰結されることになる。フランスでしばしば用いられる「ジャノのナイフ（le couteau de Jeannot）」の喩えのように、ジャノという固有の人物が所有する〈この〉ナイフは、まず刃を取り替え、次に柄の部分を取り替えてまったくの別物になってしまったとしても、それでも〈この〉ジャノのナイフと呼ばれうるのである。言い換えれば、反記述主義の立場において、ある他者（事物）を知るということは、その他者（事物）の属性の束を知ることではなく、ある他者（事物）が〈この〉他者（事物）であるということそのものを知ることによって支えられていると考えられるのである（なお、この議論はクリプキがそうしているように固有名のみならず、一般名詞にも拡張することができるが、本稿ではわかりやすさを重視して固有名論として扱う）。

　このような固有名論の文脈において考えた場合、X子のようなASの場合、人の顔は記述主義的に確定記述の束として認知されているとみなすことができ、反対に定型発達における顔の認知は、反記述主義的な〈この〉性（thisness）によって（も）支えられているとみなすことができるだろう（もちろん、このようなあり方は顔の認知に限定されるわけではない。たとえば、亡くなった母親のレシピをどれだけ忠実に再現しても、「まさにこれだ！」と言えるほどの〈この〉性をもった「母親の味」が再現できないことは、しばしば定型発達的な物語において語られてきたとおりである)。

　次に、X子とは対照的に、他者の顔を覚えることが極度に得意である

ASの例として，レオ・カナーの症例ドナルドをみておこう。すでに冒頭で述べたとおり，ドナルドは2歳になる前に「人の顔と名前に関して異常な記憶を持ち，町の中の家の名前を沢山知っていた」。彼の記憶は他者の顔や名前にとどまらず，「両親の励ましで短い詩を覚えたり暗誦したりを始め，讃美歌23番と長老派教会の25の教理問答を覚えてしまった」ともいう。では，ドナルドはどのように他者の顔を認知しているのだろうか？ カナーの論文はドナルドの顔の認知についての詳細を教えてくれないが，その他の物事の記憶についての記述が大いに参考になるだろう。たとえば，次の箇所である。

　　彼の動作の大部分は反復的で，最初に行なったやりかたがそのまま繰り返された。積木を回す場合もいつも同じ面を上にして始めなければ気が済まず，ボタンをかけるにしてもそのかけかたは一つの合理的なパターンということではなく，父親が最初に教えてやったのと同じ順序でかけなければならなかった。

ドナルドにとって重要なのは，ある行動を，それをはじめて覚えたときとまったく同じやり方で反復することである。さらに，このような特徴は行動だけではなく，言語使用にも次のように同様にあらわれている。

　　彼はいつもかつて自分に話しかけられたことのある言葉をオウム返しをしているように見えた。自分に言われた場合の人称代名詞をそのまま用い，抑揚までも真似するのであった。靴を脱ぎたい時には彼は「あなたの靴を引っぱって」と言った。おシッコに行きたい時には「おシッコに行きたいの？」と言うのであった。／言葉は彼にとって彼だけの意味を持つ応用のきかない語意をもっていた。彼は1つの表現を他の同様な対象や状況に移すこと，つまり一般化ができなかった。……「イエス」という言葉は長い間彼にとっては，父親に肩車をして

ほしいという意味のものであった。これにははっきりした起源があった。彼に「イエス」と「ノー」を教えようとしていた父親が彼に「肩車してほしいかい？」と尋ねた。／ドンは父の質問をそのままオウム返しに反復するという形で，してほしいという意味を表現した。そこで父親は「してほしいのなら『イエス』，してほしくないのなら『ノーと言いなさい』」と言った。／ドン〔＝ドナルド〕はそこで「イエス」と返答した。しかしそれ以降彼にとって「イエス」という言葉は，肩車をしてほしいという意味になってしまったのであった。

ドナルドは，自分が靴を脱ぐことに成功した際の母親の言葉である「あなたの靴を引っぱって」という言葉を「靴を脱ぐ」という行動と一対一対応するものとして結びつけてしまっている。言い換えるなら，彼にとって，「あなたの靴を引っぱって」という母親の言葉は，「あなた／の／靴／を／引っぱって」という風にいくつかの単語が組み合わされた（分節化された）ものではなく，むしろ「開け，ゴマ！」と同じような「靴を脱ぐための呪文」として扱われている。彼がおシッコに行きたい時に「おシッコに行きたいの？」と言ったり，「イエス」という言葉で「肩車をしてほしい」という意味を表現したりするのも同じ現象である。カナーが「同一性保持（maintenance of sameness）」と呼び，後にバーナード・リムランド[3]によって「閉回路現象（closed-loop phenomenon）」という名前が与えられたこれらの現象は，彼ら AS の子どもたちが入力された刺激を「原料のまま」に再生することに専念しており，その「原料」を混ぜあわせて新しい「化合物」を作ることがないということを示している。彼らは，ある行動や言葉を，それがはじめて使われた特定の〈この〉クオリアに一対一対応するものとして反復しているのである。

ドナルドにみられるこのような特徴は，さきほどの X 子の記述主義とは正反対であり，つまりは反記述主義的なものであると言えるだろう。というのも，ドナルドにとって，ある〈この〉言葉や行動は特定の〈この〉

クオリアをもつ事柄にしか対応しておらず，その〈この〉言葉は類似の（すなわち，同じ確定記述を共有する）より一般的な事柄には対応させることができないものとして用いられているからである。言い換えれば，ドナルドにとって，彼が興味をもつ言葉や行動はそのすべてが〈この〉性をもった固有のクオリアの名指しと関連するものにほかならず，彼はある瞬間に自分の目の前で起こった新しい出来事を固有の〈この〉クオリアをもつものとして「名指す（naming）」ということ——クリプキ自身の言葉で言えば，「最初の"命名儀式"（initial baptism）」——の驚きと喜びを，既存の確定記述に還元してしまうことなく，絶えず続けていると考えられるのである。言語発達に擬えるなら，ドナルドのあり方は徹頭徹尾「一語文（holophrasis）」的なものであり，彼がたとえ「あなたの靴を引っぱって」という複数語からなる文を用いているとしてもそれは一語文であり，彼は既存の言葉を分節化させて用いるような二語文，三語文を用いることができないのである。なお，二語文や三語文のほうが，一語文より優れているということはない。というのも，二語文，三語文を使えるということは，ある瞬間に目の前で起こった新しい出来事を，手持ちの言葉を組み合わせて表現することができるということであり，その新しい出来事を古い出来事に還元することにほかならず，ゆえにその出来事がもつ，他の出来事とは異なるクオリアを表現することに関しては失敗してしまうからである。

この意味で，ASの人々は，一方では（カナー型のドナルドの場合）他のものに分節化不可能な〈この〉性に溢れた徹底的に反記述主義的な世界に生き，他方では（アスペルガー型と考えられるX子の場合）〈この〉性の存在しない領域において確定記述の束によって固有名を把握しようとしていると考えることができるのである。もちろん，この説がどれだけ妥当性をもっているかは現時点では不明ではあるが，しかしこの議論を補強するような興味深い報告[4]がある。それは，驚異的な計算能力と記憶力をもつある自閉症サヴァンの青年に，日付の曜日を特定する課題を与えたところ，未来の日付の曜日を特定する場合には現在からの時間的距離に応じ

た時間がかかり，過去の日付の曜日を特定する場合にはその日付と関連する本人が経験した個人的な出来事の想起に応じた時間がかかったという報告である。ここからは，ある種の自閉症サヴァンにおいて，曜日の規則という一般性にもとづいた計算を行う能力と，過去の〈この〉出来事の反復的想起の能力の2種類が併存しうることが予想される。この2種類の能力は，X子とドナルドの2人が他者の顔の認知にもちいているものとそれぞれ同じものではないだろうか。

　このような見解はそれ自体，精神病理学者がASについて抱くイメージを多少なりとも変化させうるのではないだろうか。たとえば，内海健[5]は，「自閉症や発達障害といわれる事例」の精神病理を，「象徴的なものとリアルなものの箍のはずれた布置」に見定め，そのような心的なあり方においては「リアルなもの」は拒絶され，「象徴的負債……を支払わずに，社会の中にあるアイテムを自分の都合に合わせて〔ツールのように〕利用する」と，多少なりとも否定的なトーンで評している。言い換えれば，ASにおいては，〈この〉他者なり，〈この〉私なりを成立させるイニシエーションとしての「命名儀式」が成立しておらず，その代わりに確定記述をあたかもデータベースを操作するかのように扱うことによって〈この〉性が代替されていると考えられるだろう。ところが，実際にはドナルドのように，むしろ〈この〉性だらけの世界を生きているという側面もまた，ASには観察されるのであり，それこそが彼らにとっての「リアルなもの」との関わり方であるとも言いうるのである。

　このように考えた場合，内海のいう「象徴的なものとリアルなものの箍のはずれた布置」という言葉に，より正確な意味を与えることができるだろう。すなわち，ASにおいては，単に「リアルなもの」＝〈この〉性およびそれに対する「命名儀式」が拒絶され，データベース（＝確定記述の束）がそれを代替しているのではなく，むしろ〈この〉性とデータベースの接続（＝「箍」）こそが拒絶されているのだ，と。このような発想は，統合失調症の精神病理学においてしばしば言及されてきた「強度

（intensité）」の概念を，AS の精神病理学に導入することを可能にする。というのも，ジル・ドゥルーズが強度と関連付けていたのはまさに「〈この〉性（heccéité）」——中世の哲学者ドゥンス・スコトゥスに由来する，馬一般がもつ「馬性」やソクラテスという固有の人物がもつ「ソクラテス性」を指す概念——であり，「『これ』と『あれ』とを比較して『これ』を指すことではな」く，「唯一無二の強度的な何かを直接に『これ』として指す（個体化する）とき，その事象の個体性が此性〔＝〈この〉性〕と言われる」[6]ものであったからである。

III. 人物誤認における〈この〉性と確定記述

　前節において，私たちは X 子のようなアスペルガー型（清水が取り上げている 3 症例はいずれも成人のアスペルガー症候群である）の症例では「〈この〉顔は〈この〉顔（＝〈この〉人）である」という認知が成立しない場合があり，反対にドナルドのようなカナー型の症例では「〈この〉顔は〈この〉顔（＝〈この〉人）である」という認知しか成立しない——すなわち，彼らは〈この〉性＝強度だらけの世界を生きている（！）——ことを示した。この 2 つの認知のあいだが接続されていないことのインパクトは，X 子やドナルドにみられる顔の認知と，統合失調症などにみられる妄想性人物誤認とを比較してみるとよく理解できる（というのも，幻覚や妄想のような症状が容易に AS に認められるのに対して，管見の限りでは AS において妄想性人物誤認が生じたという報告は見つけられておらず，両者を精神病理学的に区別する際のポイントとなる可能性があるからでもある）。

　まず，カプグラ症候群について考えてみよう。周知のとおり，カプグラ症候群は，「身近な他者 A が，外見が瓜二つの別人 X にすり替えられている」と訴える人物誤認である。ある他者 A が，外見などの属性は以前の A から変化していないにもかかわらず，別人 X であることが確信される

のである。このような体験は、私たちの言葉で言い直せば、「確定記述は変化していないのに、〈この〉性が変化している」、すなわち、その他者Aに対して別の他者Xの〈この〉性が感じとられているということになる。

　このような体験が、〈この〉性と確定記述のあいだが接続されているからこそ生じることをみるのは容易い。というのも、ある他者Aに対して、その他者に感じとるべきではない別の他者Xの〈この〉性を感じとるだけでは、「ある他者Aを別の他者Xと思い込む」という体験が生じるだけであり、「身近な他者が、外見が瓜二つの別人にすり替えられている」という妄想性人物誤認が生じるのは、ある他者Aに対して感じとられた別の他者Xの〈この〉性と、その他者Aがもっている確定記述が一致すべきであるにもかかわらず一致しないと感じられるからにほかならないからである。

　同様に、フレゴリ症候群についても考えてみよう。フレゴリ症候群は、「自分を迫害してくるある他者Xが、さまざまな人物（他者A, B, C……）に偽装して自分の前に現れる」と訴える人物誤認である。これも私たちの言葉で言い直せば、「ある特定の〈この〉性をもった人物Xが、さまざまな他者A, B, C……の確定記述をもって現れる」ということになるだろう。このような体験もまた、同一の迫害的な他者Xの〈この〉性がそれぞれの他者A, B, C……に対して感じとられていると考えれば、カプグラ症候群とフレゴリ症候群はともに謎めいた他者Xの〈この〉性の突出であり、さらにはその〈この〉性と確定記述のあいだの接続が問題とされることから生じる体験であることが理解できるはずである。

　ここで検討しているような妄想性人物誤認における〈この〉性の問題は、本邦では村井俊哉[7]や新山喜嗣[8]によってすでに先鞭がつけられたものである。たとえば村井は、ある対象Nを同定するという行為は、「ある対象の記述的特徴〔＝確定記述〕が対象Nの記述的特徴と一致していることを認める行為」と「実際にその対象をNと名指す行為〔＝〈この〉ものの命名儀式〕」の2つに分割されるとし、カプグラ症候群やフレゴリ症

候群ではこの2種類の同定の差異が際立った形で現れると述べた。さらに新山は，この後者の同定にかかわる個体原理を「このもの性（haecceity）」と呼んでいる。

　さらに振り返るならば，妄想性人物誤認（および対象の誤認）に関する最初期の記述のひとつとされているアーノルド・ピックの1903年の論文[9]にもまた——時代的な制約から固有名論は参照されてはいないものの——同型の発想をみることができる。ピックは，同時代の哲学者ヨハネス・フォルケルト[10]を参照し，人物や対象の同定という機能に関して「既知性（Bekanntheit）」，あるいは「既知感覚（Bekanntheitsgefühls）」や「既知性質（Bekanntheitsqualität）」という概念をもちこんでいる。「既知性」とは，「それが何であるのかをはっきりと定義することはできなくとも，馴染みのない新奇なものとは即座に区別できるような経験や対象の性質」のことである。言い換えれば，それが何であるのかをはっきりと分かってはいなくても，それがまったく新しいものではなく，むしろ馴染みのものだということが分かる，ということである。フォルケルトの考えでは，あらゆる知覚はすぐさまこの既知性の影響を受けることになるのだが，ピックは，たとえばてんかん発作などで意識の連続性が切断された際にはこの既知性に変化が生じ，（私たちのいう）未知の他者（他の事物）Xの〈この〉性が感じとられる場合があることを例証していくのである。

　付言するならば，既知性が感じとられるべきところに新奇な〈この〉性が感じとられてしまうことは，何も妄想性人物誤認（および対象の誤認）のみにみられることではない。実際，ピックがこの論文の最後に紹介している患者は，通りを歩いているときにふいに奇妙な感覚に襲われ，ずっと以前から知っているものと同じ通りであるはずなのに，すべてが「まったく新しく（so neu）」見えてきて恐ろしいというのだが，これは統合失調症における妄想気分そのものではないだろうか？　総じて，カール・ヤスパースのいう一次妄想体験は，既知性が感じとられるべきところに新奇な〈この〉性が感じとられ，新奇な〈この〉性といつもどおり変化のない知

覚（＝確定記述）とのあいだの埋めようのない齟齬に対して患者自身が困惑する，という点にその本質があるように思われる。言い換えれば，この他者がほかならぬこの他者であることや，自己がほかならぬ自己であることが成立するはずのところで，他者／自己が謎めいた他者Xの〈この〉性をともなってパッと（あるいは，「ふと」）立ち現れてくること，これこそが統合失調症における強度的な体験そのものであり，その〈この〉性に対して確定記述を適合させようという強度縮減的な努力（「回復の試み」）が，妄想性人物誤認であったり妄想知覚であったりするのである。

反対に，X子やドナルドにおいては，〈この〉性と確定記述はそれぞれ独立して機能しているようであり，彼／彼女らはこの２つのあいだの接続を回復（創作）しようとはしていない。むしろ，（統合失調症をふくむ）定型発達とされる人々がこの２つの接続を自明視していることが，彼／彼女らには理解できないのではないだろうか。

実際，当事者の手記をみるかぎり，高機能のASが達成するに至る社会適応は，後者（＝確定記述のデータベース）の驚異的な発展によって，後者と前者（＝〈この〉性）との接続の不在を代償することにほかならないように思われる（たとえば，電車に極端なこだわりをもっていた自閉症児が，次第に国内の路線と駅名をすべて暗記するようになり，遂には電車旅行の計画を立てて他人を喜ばすことができるまでに発展したといった事例。あるいは，ドナ・ウィリアムスが語っていたように，電話帳に乗っている人物にアルファベット順に電話をかけるという「こだわり」をうまく発展させることによって，他者とコミュニケーションを取ることができるようになったという事例など）。

反対に，知的障害をともなうAS（あるいは，カナー型）においては，むしろ〈この〉性そのものの常同的な反復をアートの水準にまで高める者もいる。たとえば，埼玉県川口市にある「工房集」のアーティストのなかでも，知的障害を伴う自閉症者である柴田鋭一と齊藤裕一の作品は，〈この〉性の表現を理解するための格好のサンプルとなるだろう。柴田は，クレヨ

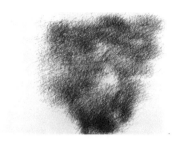

図1 齊藤裕一「ドラえもん」(2002-2005)

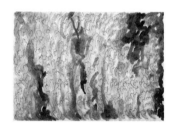 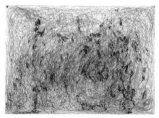

図2 柴田鋭一（左）「2と3」(1995)，（右）「せっけんのせ」(2010)

ンや水彩絵の具を使い出したころから，数字の「2」と「3」にこだわり，その文字をひたすらキャンバスに描きつけていた。次第に，彼は「せっけんのせ」と言いながら，水性ボールペンをもちいて線描を行うようになった。柴田にその意味を尋ねても，返ってくる答えは「せっけんのせ」であるという。この「2」「3」「せ」といった文字には何の意味もなく，それらは常同的に中毒的に書きつづけられている。そして，彼が反復している〈この〉文字は，例えば「世界」や「石油」などに分節化されていくような「せ」ではなく，つねに「せっけんのせ」そのものでありつづけている。齊藤裕一の作品もまた，文字を常同的に反復してキャンバスに書きつけることによって成立している。齊藤の場合，反復される文字は彼のお気に入りの言葉からとられている。たとえば，「ドラえもん」と題された作品は，「ドラえもん」の「も」という文字を，ボールペンをもちいた繊細な色使

いで重ね書きしたものである。「ドラえもん」の「も」が「も」そのものの群れをなした彼の作品は，もはやそこに意味を読み取ることが不可能な，不可解な呪術性をみせる。それ自身以外の一切の文脈との接続を撥ねつけるエクリチュールとしての文字に洗練された〈この〉性を結実させるかのような彼らの作品は，まさに〈この〉性そのものの表現であると言えるだろう。

IV. （統合失調症をふくむ）定型発達者における存在論的差異

さて，次に問題になるのは，AS ではなぜ〈この〉性と確定記述のあいだの接続が問題とならないのか，という点である。この問いに対する答えは，定型発達において，なぜ〈この〉性と確定記述のあいだの接続が容易になされるのか（そして，統合失調症においてその 2 つのあいだの接続が病理として現れざるをえないのか）を問うことによって得られるだろう。

かつて木村敏は「離人症の現象学」や「家族否認症候群について」といった 1960 年代の諸論文のなかで，「私は私である (Je suis Moi)」という文における「Je」にあたる主観的自我と，「Moi」にあたる対象的自我を区別した。この 2 つの区別は，私たちが問題にしている〈この〉性と確定記述に重ねることが許されるだろう（というのも，「私は私である」という文は，「私は男性であり，1983 年生まれであり，現在アルカディア市ヶ谷で発表をしている……者である」ということを示すものと解釈するならば，述語にあたる「Moi」の「私」は確定記述の束にほかならず，主語にあたる「Je」の「私」は「私」の〈この〉性を指すものであると考えられるからである）。

さて，木村は主観的自我について次のように述べている。

> したがってヤスパース (Jaspers) が自我意識の標徴となした「能

動性」「単一性」「持続的同一性」「外界との対立性」などの諸属性は，けっして Je に関しては言われえない。Je はいかなる意味においても実体的固定的なものではなく，対象意識的には「無」という以外ないものである。これに対して Moi はすでに反省行為によって客観化され，ノエマ化された対象的自我である。上のヤスパースの諸標徴をも含めて，自我意識といわれるものの内容をなす自我はすべてこの Moi にほかならぬ。……しかしながら，この対象的には無であるところの Je がけっしてわれわれに与えられぬかというと，そうではない。Je もまたわれわれの意識に，しかももっとも直接的なしかたで，与えられるのである。この与えられかたについても，著者がすでに上述の離人症論文において詳述しておいたから詳しくはそれを参照されたいが，要するに Je は，われわれが（Moi をも含めた）いっさいの対象界との間に，純粋な気分的交流をもった瞬間に，対象の世界から照らし出されるというしかたで，われわれにとって動かすべからざる事態として与えられる[11]。

　私たちの言葉で言い直そう。「私」が何者であるかを陳述するためには，「私」を対象化し，「私」のもつ確定記述（属性や説明）を数え上げていくしかない。しかし，そのようなやり方では，「私」の〈この〉性は取り逃がされてしまい，主観的自我である〈この〉「私」とは「無」である，ということにならざるをえない。実際，木村が論じる離人症は，「私」にまつわる確定記述の束に対して，〈この〉「私」の自己クオリティが伴わない病理であるが，これはまさに「私」の〈この〉性が「無」になってしまうことに等しい。そして，離人症の患者にとっての体験世界が非常な苦しさを伴うものであるのは，対象的自我としての「私」の確定記述にふさわしい「私」の〈この〉性（自己クオリティ／自己が自己であるということのクオリア）を実感することができないからにほかならず，そのことは離人症もまた〈この〉性と確定記述のあいだの接続が前提とされているがゆえ

に生じる病理であるということを意味している。また，家族否認症候群においては，他者との出会いのなかで，現在の私の〈この〉性を否定するような，新奇な〈この〉性が立ち現れることになり，その新たな〈この〉性にしたがって「私」の確定記述（来歴）が書き換えられるのであるから，やはり病理の場は両者の接続にある。そして，言うまでもないことだが，離人症でも家族否認症候群でもない（さらには AS でもない）人々——すなわち，定型発達の「正常」者——にとっては，「私」の〈この〉性は，自明性の基盤として，対象の側からつねにすでに与えられており，そのことによって定型発達者は「私は私である」と容易に言うことが可能になっているのである。

あまり注目されることがないようであるが，〈この〉性をもつ主観的自我としての「私」と，確定記述の束として客観化された対象的自我としての「私」の差異を近代哲学においてはじめて問題としたのは，人類史上最初期の統合失調症者であったと目されることもある詩人のフリードリヒ・ヘルダーリンである。彼は，「ヘーゲルとの共同作業」とも評される 1795 年の哲学的断片「存在，判断……」において，フィヒテの「私は私である（Ich bin Ich）」という議論が実際には成立することが困難であることを次のように指摘しているのである。

　　かかる存在〔＝存在そのもの Seyn schlechthin〕は同一性と取り違えられてはならない。私が「私は私である（Ich bin Ich）」と言うとき，主観（自我 Ich）と客観（自我）は，分離されなくてはならないものの本質を傷つけることなくしてはいかなる分割も不可能であるほど，合一されてはいないのである。反対に自我は，このように自我が自我から分離されることによってのみ可能となる。自己意識なくして，私はどのように「私」と言うことができるだろうか。だが自己意識は，いかにして可能となるのだろうか。私が自己を自己自身に対立させ，自己を自己自身から分離し，しかしその分離にもかかわらず，対立さ

せられた自己において自己を同一のものとして認識することによってである[12]。

さらにヘルダーリンは，同様のフィヒテ批判をヘーゲルに対して書き送ってもいる。

> 彼〔＝フィヒテ〕の絶対的自我（スピノザの本体に等しい）は，あらゆる現実性を包含している。絶対的自我は全であり，それ以外は無である。従って，この絶対的自我にとって対象は存在しない。なぜなら，そうでなければ，あらゆる現実性が絶対的自我の中にあるというわけにはいかなくなるからだ。しかし，対象なしの意識は考えられない。そして，ぼく自身がこの対象であるとすれば，ぼくはこうした対象として必然的に有限であり，時間内にだけ存在しなければならず，従って，絶対的ではない。従って，絶対的自我においては意識は考えられえず，絶対的自我としてぼくは意識をもっていない。ぼくが意識をもたないかぎり，ぼくは（ぼくにとって）無だし，従って，絶対的自我は（ぼくにとって）無である[13]。

これら2つの箇所においてヘルダーリンが述べているのは，「私は私である」という言明は，「自我が自我から分離」されること，すなわち主観的自我（「私」をながめる「私」）と客観化された対象的自我（「私」によってながめられる「私」）が分離することを前提としているため，主客の分離という決定的な出来事が生じたあとでは，客観としての自我と主観としての自我は等しいものではありえない，ということである。つまり彼は，主観的自我と対象的自我を分離した後では，対象的自我たる「私」は〈この〉「私」とは無縁の確定記述の束となるほかはなく，主観的自我たる〈この〉「私」は，対象化されえない「無」となるほかはないがゆえに，「私は私である」という言明にはひとつの裂け目が口を開けていると主張しているのである。ここには，木村が離人症について論じたこととほとんど同じ

ことが述べられていないだろうか。そして，やはりヘルダーリンは主観的自我と対象的自我のあいだの接続，言い換えれば〈この〉私と確定記述の束のあいだの接続に苦悩しているのである。

　ある時期のハイデガーならば「存在論的差異（ontologische Differenz）」と呼んだであろうこの裂け目は，通常（定型発達者であれば），より穏当な――こう言ってよければ，ヘーゲル的な――やり方で解決（あるいは隠蔽）されている。ヘーゲルは，フィヒテのように「自我は自我である」とすぐに前提してしまうのではなく，「もっと自然な感覚－知覚－悟性という対象意識に出立し，悟性の終りにおいて到達せられた無限性によってフィヒテの右の命題〔＝自我は自我である〕を基礎づけ」[14]ている，すなわち，〈私〉（自己意識）は段階的に獲得されると考えるのである。そして，『精神現象学』が自己意識のビルドゥングスロマンであるように，定型発達者においては実際に，主観的自我と対象的自我のあいだの調停は段階的に獲得される。ところが，一旦解決されたかに見えて，ヘルダーリンの「無」，キルケゴールの「不安」，サルトルの「マロニエの根」，芥川龍之介の「何か僕の将来に対する唯ぼんやりとした不安」のように，定型発達者においてはこの危機的な裂け目がせり出してくる場合がある（もちろん，ヘルダーリンや芥川のような統合失調症圏の人物においては，この裂け目の突出は取り返しのつかない屈曲点となる）。そのような裂け目，すなわち「無」に対してハイデガーが与えた名前が「存在（Sein）」であることは言うまでもない[15]。

　だが，このような裂け目の発見がヘルダーリンにおいて（ということは，近代の「人間」において）はじめて生じたものであるとすれば，それは歴史的なものであるはずである。だとすれば，〈この〉性と確定記述の接続が最初から拒絶されているASは，そのような「人間」に対するオルタナティヴの位置にあると考えることができるだろう。

V．AS はどのような「人間」か
——分析哲学モデルと思弁的実在論モデル

 ならば，AS は一体どのような「人間」なのだろうか？　この問いは，ヘルダーリンに端を発し，それをエピーパトグラフィックに引き継いだところのハイデガーの思想，さらにそれをモデルとした定型発達者の精神病理学が前提とする近代的主体に対する批判を必然的に含むことになるだろう。

 私たちのこれまでの立論からして，AS の「人間」学を考えるにあたっては，清水の X 子のように，〈この〉性＝強度に依拠せずに確定記述によって固有名を把握するという点にフォーカスするモデルと，カナーのドナルドのように，〈この〉性＝強度だらけの世界に生きる者として AS を捉えるという点にフォーカスするモデルの 2 つがあることが想定される（もちろん，この 2 つは両立させることも可能なはずである）。

 比較的考えやすいのは，前者のモデルである。それは，ハイデガーに対してルドルフ・カルナップが行ったよく知られた批判に相当するだろう。ハイデガーは，1929 年の公開講義「形而上学とは何か」において，「存在」について問うためには「無」とは何かを議論することが必要であると述べる。それは，その「無」を通じてこそ「存在」が開示されるからである。この説明の際に彼が参照しているのは，「何となく不気味だ（Es ist einem unheimlich）」という体験である。この体験においては，存在者（世界の事物）の全体が崩れ落ちてしまうように感じられるが，「何に面していて不気味なのかを，我々は言うことが出来ない」。つまり，ちょうど妄想気分や世界没落体験と同じように，世界の事物には何の変化も「無」いにもかかわらず，どこか不気味なのであり，むしろ世界の事物に何の変化も「無」いことそれ自体が不気味であると感じられるような意味未満の意味のざわめきに満ちた体験が，「何となく不気味だ」という体験なのである。

このような体験において，私たちを不安にするものが「何も無い（Nothing exists）」ということが，「無がある（Nothing exists）」へと転化されていることをみるのは容易い。そして，カルナップは，このようなハイデガーの議論はいわば言葉のあやにすぎないと非難するのである。彼は，ある単語の意味はその特性を記述する別の単語（＝確定記述の束）へと還元されることによって解明されると考えており，「何が外にあるか（What is outside?）」という問いに対する「何もない（Nothing is outside）」という答えを，「無が外にある（Nothing is outside）」と読み替えることによって「無」の積極的な性質を言おうとするのは無意味な論理にすぎない，というのである[16]。このようなカルナップの立場は，固有名を確定記述の束へと還元することによって把握しようとする清水のX子によく似てはいないだろうか？

　もちろん，カルナップのハイデガー読解は，どう贔屓目にみても公平なものであるとは言えない。というのも，ハイデガーが「形而上学とは何か」と同時期に執筆し，それとペアを構成するものとみなした論文「根拠の本質について」においては，主語と述語の結びつきを表現する命題（すなわち，固有名を確定記述の束へと還元する考え）だけでは，その結びつきに先立って，その結びつきを可能ならしめているものとしての存在を問うことができない，という指摘がなされているからである。つまりハイデガーは，カルナップが彼を批判する以前にカルナップの議論の不十分さを指摘していたとも言えるのである。さらに言えば，クリプキによる，確定記述に還元しようのない反記述的な「何か」こそが固有名を支えていることの発見は，むしろこのようなハイデガーの存在論的な洞察に近いものであると言えるだろう。なお，紙幅が限られているため簡単な言及に留めるが，村上靖彦が取り出したASにおける「視線触発の不在」は，不安を引き起こすハイデガー的な「無」に対する志向性の欠如として理解することが可能であろう。さらに言えば，ASがどのような「人間」であるかを問うことは，超越的な審級からの呼びかけによって立ち上がる西洋思想に伝統的

な主体のモデル（カントの定言命法，フロイトの超自我，アルチュセールの呼びかけ……）を乗り越えることを私たちに要請するであろう。

　ASの「人間」学を考えるためのもう一つのモデル，すなわち〈この〉性＝強度だらけの世界に生きる者としてASを捉えるためのモデルは，2000年代以降に「思弁的実在論（speculative realism）」や「オブジェクト指向存在論（object-oriented ontology）」という名称を与えられたムーヴメントであるかもしれない。その一連の潮流の火付け役となったカンタン・メイヤスーは，これまでの近現代思想が，カントの物自体と現象という区別に代表されるように，世界にはどうしても接近不可能なものがあり，人間はそのような不可能なものが整序されたかぎりのものしか認識しえない，という考え（＝「相関主義」）にもとづいていたのに対して，むしろそのような立場から離れて，たとえば物自体そのものを直接的に取り扱うことを試みている。もちろん，メイヤスーのいう「相関主義（correlationism）」は，まさに「存在者が存在するという事実それ自体，存在者の贈与を，表象における本質的な裂け目として指摘」[17]するハイデガー，すなわち「無」を通じてこそ「存在」が開示されると考えるところの彼にも向けられている。

　相関主義を批判する思弁的実在論やオブジェクト指向存在論といった潮流のなかでは，相関主義的な他者とは無関係に，いわば自足的にあるような実在が問題とされるのだが，私たちの知るかぎりスティーヴン・シャヴィロのみが，この潮流のなかでも「自閉症」についての言及を行っている。

　　このような非相関的な思考や感覚あるものを自閉的と表現できるかもしれない。……現象学が叙述するような仕方では，モノたちはこういう人々に「与えられ」また「現れて」はいないだろう。むしろ，モノたちはラリュエルの写真についての著作では「まだ対象化＝客観化しえない視角」と呼ばれているものを表している。彼らのもつ視角は，ラリュエルにとって写真の「視角における内在」と同じように，「写

真が表象するあらゆるものを厳密に〈同じ足場に〉在るようにさせる。図と地，右（頁）と左（頁），過去と未来，前景と遠景，正面と地平など——今やこうした全てはいかなる存在論的な階層秩序の完全に外側に存在する」。ラリュエルが加えて言うには，この平面化は経験の同質化ではなく，「〈様々な特異性〉や〈物質性〉の解放と激化」へとつながるのである。……自閉症者はこの世界にすっかり浸りきっており，現象学的志向性による諸関係とは無縁に，世界に内在しきっている。ゆえに自閉症者は定型発達の者とくらべて，世界に自分を基本的に調律させるにあたって，徹底して「相関主義的」ではないように見える。／非相関的な感覚あるもの——ラリュエルやドゥルーズ，自閉症についての理論家たちによっていろいろと考えられている——は存在の内在的属性や力なのである。ここには分節化された判断やハイデガーの言う暗黙の前悟性的なものではなくて，ホワイトヘッドが言う「感受」が必ず含まれている[18]。

定型発達的な相関主義の枠組みの外において，ASの人々には数多の〈この〉「モノたち」が直接的に与えられており，そこにはハイデガーが存在論的差異と呼んだような存在の序列は存在しない。そのことは，彼らASの人々がハイデガー的な「無」による定型発達的な「触発」や「超越」とは無縁であり，〈この〉性ないし〈特異性〉（singularité）への徹底的な内在を生きていることを示している……。私たちが議論してきたASの精神病理学は，シャヴィロがこのように論じたASにおける〈この〉性＝強度だらけ世界を，ASの存在論（あるいは，ポスト存在論）として洗練させることができるだろうか？

VI. おわりに

本稿では，意図的にジャック・ラカンの理論を援用しなかった。それは，

現代ラカン派の見地からみた自閉症論については既に別稿[19]で詳細に論じたからであるが，もちろん本稿の論旨は現代ラカン派の議論とも一脈相通じている。簡潔に言えば，このような理論の展開は，おそらく晩年のラカン——それも，存在論（ontologie）から一者論（hénologie）へと移行しつつある時期のラカン——が取り組んでいた当のものではないかと私たちは推測している。たとえば，一者論という言葉が導入されたセミネール第19巻『ウ・ピール……』の概説文には次のような一節がある。

〈一者〉（l' Un）のシニフィアンは，その他の諸シニフィアンのなかのひとつではないし，またそれは——私の言うところの——その他の諸シニフィアンにおける「2つのものの−間」でしか主体は想定可能ではないという点を乗りこえるものである。／しかし，そこにおいてこそ，私はこの〈そこにある一者〉（Un-là）が主体より上位の知でしかない，つまり外−在として現れるものとしての無意識でしかないということを認めるのであって，——この知は，〈ひとつきりの一者〉（l' Un-tout-seul）の現実的なものの知であり，関係が言われるであろうところにおいて「ひとつきり」（tout-seul）なのである[20]。

〈ひとつきりの一者〉——なんという自閉的な言葉だろうか。周知のとおり，ラカン的な主体のモデルは，2つのシニフィアン S_1 と S_2 の「あいだ」に消失点（＝無）として落ちるものであるとされていた。当然，これはハイデガーの「存在」という概念を引き継ぐものであるのだが（そのことは，ハイデガーとラカンの「不安」の扱いをみれば一目瞭然である），晩年のラカンはむしろそれとはことなる主体のモデルを考えようとしていたのである。

ここではアイデアだけ素描しておく。本稿で私たちが検討してきた仮説は，ASでは〈この〉性と確定記述の接続が拒絶されており，それゆえこの2つの機能が独立して働く，というものであった。ラカン理論において

このことは，S_1 と S_2 が接続されていない，と翻訳できるだろう。実際,この時期のラカンにとって S_1 のモデルとなっているのは「ララング(lalangue)」,すなわち子どもがはじめて覚えた一連の喃語のような言葉であり,この S_1 は他のシニフィアン S_2 との接続を欠いているかぎりで意味をもたず,単にそのシニフィアンを常同的に反復することから一者の享楽が得られるようなものである。これは,カナー型のASにおいてしばしばみられる「最初の"命名儀式"」の反復そのものではないだろうか。くわえて,ASにおいては S_1 と S_2 が接続されず,S_1 だけでなく S_2 もまた独立して作動していると考えられるが,これは特にアスペルガー型のASにおいて,志向性や享楽的な要素を欠いたいわゆる「空疎なロジック」が用いられることに対応するものと思われる。

　いずれにせよ,ASがこれまでの統合失調症を中心とする精神病理学が前提としてきたヘルダーリン＝ハイデガー的な「人間」観に対するオルタナティヴを提示していることは間違いない。だとすれば,私たちが「発達障害の精神病理」の解明を目指すとすれば,それはASを取り入れることによって,近代的な「人間」概念それ自体に対するノーマライゼーションを行うという側面をもたなければならないだろう。

文献

1) 清水光恵：自閉スペクトラム症の患者はなぜ人の顔と名前を覚えるのが苦手なのか．臨床精神病理, 35（2）：127-143, 2014.
2) レオ・カナー：情緒的接触の自閉的障害．現代精神医学の礎〈4〉, p.206-264, 時空出版, 東京, 2010.
3) バーナード・リムランド：小児自閉症．海鳴社, 東京, 1980.
4) De Marco, M., Iavarone, A., Santoro, G., et al. Brief Report：Two Day-Date Processing Methods in an Autistic Savant Calendar Calculator. Journal of Autism and Developmental Disorders, 46：1096-1102, 2016.
5) 内海健：さまよえる自己―ポストモダンの精神病理．筑摩書房, 東京, 2012.
6) 澤野雅樹：ドゥルーズを活用する．彩流社, 東京, 2009.
7) 村井俊哉, 十一元三, 山岸洋：Capgras症候群と固有名：新しい記述精神病理学

の方法論に向けて. 臨床精神病理, 17：27-35, 1996.
 8) 新山喜嗣：Capgras 症状と私の同一性—属性を欠如する「このもの性」の視点から—. 臨床精神病理, 22：129-149, 2001.
 9) Pick, A.：Zur Pathologie des Bekanntheitsgefühls（Bekanntheitsqualität）. Neurologisches Centralblatt, 22：2-7, 1903.
10) Volkelt, J.：Beiträge zur Analyse des Bewusstseins-II Die Erinnerungsgewissheit. Zeitschrift für Philosophie und philosophische Kritik, 118：1-42, 1901.
11) 木村敏：家族否認症候群について. 木村敏著作集〈5〉, p.117-178, 弘文堂, 東京, 2001.
12) フリードリッヒ・ヘルダーリン：存在, 判断……. 『省察』, 論創社, 東京, 2003.
13) フリードリッヒ・ヘルダーリン：書簡. ヘルダーリン全集〈4〉, 河出書房, 東京, 1966.
14) 金子武蔵：訳者註 その二（総註）. G.W.F. ヘーゲル『精神の現象学（上）』, 岩波書店, 東京, 1971.
15) マルティン・ハイデッガー：根拠の本質について. ハイデッガー全集〈9〉, 創文社, 東京, 1985.
16) ルドルフ・カルナップ：言語の論理的分析による形而上学の克服. カルナップ哲学論文集, 紀伊國屋書店, 東京, 1977.
17) カンタン・メイヤスー：有限性の後で—偶然性の必然性についての試論. 人文書院, 京都, 2016.
18) スティーヴン・シャヴィロ：モノたちの宇宙—思弁的実在論とは何か. 河出書房新社, 東京, 2016.
19) 松本卓也：ラカン派精神分析における自閉症論. 上尾真道・牧瀬英幹（編）：発達障害の時代とラカン派精神分析, p.130-162, 晃洋書房, 京都, 2017.
20) Lacan, J.：Autres Écrits. Seuil, 2001.

第Ⅱ部

第 4 章 **記憶の発達と心的時間移動：**
自閉スペクトラム症の未解決課題再考
内藤 美加

第 5 章 **選好性（preference）の観点からみた**
自閉スペクトラムの特性および生活の支障
本田 秀夫

第 6 章 **知覚過敏性を巡る諸問題**
杉山 登志郎

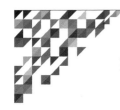

第Ⅱ部 イントロダクション

鈴木 國文

　第Ⅱ部には，発達心理学者，そして児童精神科医の論文3篇を集めた。「はじめに」でも書いたように，発達や児童領域の先生方にこのワークショップへの参加を依頼したのは，精神病理学の論考が自己満足の飛翔になってしまわないよう，児童領域の知見と照らした上で議論を進めたいという意図があってのことであった。この目論見はどうやら適中し，ワークショップの場面でも，児童領域の先生方から精神病理学に対する疑問がいくつか上がった。要するに，論を展開している地平の違いが浮き彫りにされたのだ。

　おそらく，第Ⅱ部の3つの論文は，読者の多くにとって，読み進みやすい論考だと思う。事実に基づき，経験科学的な方法の枠を概ね出ることなく書かれているからである。読者には，第Ⅰ部，第Ⅲ部との違いを読み取っていただくことで，翻って，精神病理学的な論考が拓く地平の特異性についても，理解いただけるのではないかと期待している。

　第4章，内藤の『記憶の発達と心的時間移動：自閉スペクトラム症の未解決課題再考』では，自閉スペクトラム症の人たちが示す様々な特徴について文献を周到に展望した上で，彼らの記憶の発達という問題に焦点を絞り，著者自身の研究内容も提示しながら，彼らの発達特性について論じられる。まさに，事実学，経験科学の方法論の枠を十分に意識して書かれた論考である。いわば事実の上に構築されたこの論考は，しかし，第Ⅰ部，

第Ⅲ部における精神病理学の論考と強く響きあうものをもっている。そして，類似の主題を扱いながら，論が照らそうとする次元の違いによって見えてくる風景が大きく異なることを経験できるのは，まさに，本書ならではの興味深い点の一つだと思う。

　第5章，本田の『選好性（preference）の観点からみた自閉スペクトラムの特性および生活の支障』では，ASの人たちがある特定の事柄にとりわけ強い親和性，好みを示すという，よく知られていながら学問上あまり光が当てられなかった事柄が取り上げられている。登場するのは定型的発達者となだらかにつながる軽い事例で，普通の人々の自閉性を扱っていると言ってもいいだろう。一般に，精神医学は，ASの人たちについて，社会性のなさを指標に病態として診断を下しながら，その特性を「個性の一つ」として社会に受け入れるよう働きかけるという内的な矛盾を抱えている。この論文は，医学の側の視点をこれまでと少しずらすことで，この矛盾を解消することができるかもしれないと思わせるものである。そして，ここで扱われている選好性という問題は，実は，主体の欲望はどのように形成されるかという精神病理学にとって極めて重要な問題へとつながっている。

　第6章，杉山の『知覚過敏性を巡る諸問題』では，自閉スペクトラム症の人たちの体験世界に焦点を当て，彼らがどのように世界を体験しているかを，知覚過敏を取り上げることで論じようとしている。体験世界に焦点を当てるこうしたアプローチは，確かに精神病理学に親和性のあるものである。杉山はこれまでも精神病理学に対し強い関心を示し続け，今回の論考でも，自身の臨床経験を出発点に，精神病理学へと――批判も込めながら――手を差し伸べてくれているように思う。そして，精神病理学は，おそらく，彼の論考が手を差し伸べるその先にあるものを，一つ一つ詳細に論じ分けようとしているのだと思う。

記憶の発達と心的時間移動：
自閉スペクトラム症の未解決課題再考

内藤 美加

　精神病理学では，自閉スペクトラム症（ASD：Autistic Spectrum Disorder）の病態が青年期に発症する統合失調症の病態との比較で取り上げられ，成人になって初めて受診する ASD をもつ人たちの病理や支援が，精神分析的視点から，あるいは哲学を踏まえた病態論から論じられることが多い。しかしながら ASD は障害の程度により臨床像が異なるだけでなく，同じ人でも年齢や発達の程度によって症状が見かけ上大きく変化する。病態論的解釈では成人期の症状のみが切り取られ，発達的な変化の中での位置づけがしばしば見落とされがちである。ASD が示す症状（臨床像）は，むしろその人が置かれた発達の過程で形成されたその時点での 1 つの帰結なのだという視点が必要である。本稿では，精神病理学的解釈とは異なる発達心理学的な証拠から，ASD の複雑に変化する臨床像の背後にある共通した精神発達上の制約に焦点を当て，この障害の理解を試みることを目的とする。

　ASD の診断は，現在では大きく 2 つの基準から行われる。1 つは社会性の障害，すなわち対人相互的反応性の問題である。2 つ目は，こだわりに代表される強迫的に限局化された興味や行動の様式と感覚刺激への反応の特異性である。これら以外にも，ASD 児者には，記憶の異常や身体・運動技能の特異性などの多様な症状が見られることが多い。これまで心理学や神経科学では，主に第一の診断基準である社会性障害に焦点が当てら

れてきた。しかし第二のこだわりやその他の特徴は未検討のまま残されており，この障害の全容の解明にはほど遠いのが現状である。本稿は，ASDの包括的理解への端緒として，記憶の問題に焦点を絞り実証的証拠を示しつつ論じる。その前に，ASDの社会性障害についてこれまでの議論や知見を紹介し論評する（I, II）。次いで人間の記憶とその発達を概観した上で（III），ASDの記憶障害およびそれとこだわり等の症状との関連を見る（IV）。

I. 自閉スペクトラム症の社会性障害

1. 心の理論（の障害）仮説

ここではまず，ASDの障害を心の理論から説明する議論とその限界を論じる。ASDの第一の診断基準は，次のような「対人相互的反応性」の障害である。

(a) 相手との注目・興味・関心の相互共有や双方向的な感情の交換
(b) 目と目で見つめ合うことや表情・身振りなど，他者に対する意思伝達的な仕草や行動
(c) 状況に合わせて相手との関係を作り仲間をもとうとする傾向

これらは定型発達の子どもなら乳幼児期から自然に身につけているような対人行動上の特性であり，必ずしも相手の心の推論を要しない間主観的な（intersubjective）反応性といえる。逆にこれらが非常に弱かったり通常とは異なっていることが，ASDの中核的な特徴である。

一方，心の理論（の障害）仮説では，ASDの中核が心の推論，つまり人の心を読む（mind reading）能力の困難にあると主張された。心の理論とは，人の行為の背後には実は目に見えないその人の考えがあるとわかること，つまり，人は目に見えない心に基づいて行動するのだということへの理解である。それを「理論」などと難しく呼ぶのは，物理学者が目に

見えない万有引力という科学理論でリンゴが木から落ちるという現象を説明し予測するのと同様に，我々素人でも，目には見えない心についての理論を使って人の行動を説明し予想する，との前提を置いているからである。

心の理論獲得のリトマス試験紙とみなされたのが，誤信念（false belief＝勘違い）の理解を測る課題である。この課題では，主人公が物をカゴに入れてその場を離れている間に，別の人物が物をカゴから別の場所（例えば，箱）に移してしまう。一連の様子を見ていた子どもに，戻った主人公が物を探すのはどこかを尋ねる。この課題に（"カゴ"と）正解するには，主人公は物が箱に移されたのを見ていない，よってまだカゴにあると勘違いしているはずだ，と推論しなければならない。つまり，"物は箱にある"という現実を，主人公の心が誤って"物はカゴにある"と写し取っていることへの理解である。

このように人の心（心的表象）は現実世界を写し取っており，それは写真や地図（物理的表象）が現実を写し取るのと同じ表象機能である。心の理論とはこの心の機能の理解，つまり外界の直接的な表象としての心（心の表象機能）をさらに一段上の視点から理解し解読するメタ表象の能力といえる[1]。定型発達児は4,5歳頃に誤信念課題に正解できる，すなわちメタ表象能力を獲得するといわれる。ところがASD児は，たとえ精神年齢が6歳をこえても，主人公が探すのは物が実際にある箱だと答えてしまうことが報告され，ASD児の障害は人の心を読む心の理論の欠陥にあるという仮説が唱えられた[2]。この心の理論障害仮説は，メタ表象能力が心的表象の範囲に限って働く独自の装置（モジュールという）に支えられており，ASDはこの心に特化した処理装置が働かないのだと説明するのである。

この仮説の最大の問題点は，実際には誤信念課題に通過してしまうASD児がいることである。ところが彼らは，たとえ人工的な誤信念課題を解決できても，実験室を一歩離れた現実の社会場面では克服しがたい困難を示す。つまり，日常生活で求められる社会的能力は心の理論課題で測

られる推論能力とは異なるのである。誤信念課題では相手の心を推測することが求められ，その手がかりが順を追って言葉で示され，答えも二者択一で選ぶことができる。一方日常で求められるのは，非言語的な状況や相手の視線や表情など，一瞬で変化する雑多な手がかりの中から有効な情報を瞬時に見分けて，それを用いて相手の心情を適切に推し量る能力である。こうした柔軟で直感的な心の理解がASDには難しいのである。

2. 共同注意

上記のような心の理論仮説の限界から，ASDの原因は定型発達なら早期から現れる注意の共有（共同注意）の欠損だともいわれた。しかしASD児も精神年齢が30カ月をこえるとこの行動を示す。彼らと定型発達児との相違は共同注意の有無ではなくその質的側面にあるのである。共同注意は相手と子どもの間で物を介した経験を共有する三項（triadic）関係の中で生じる。物に向けている相手の注意に気づき，相手と物の双方に自分の注意を向けたり自分の注意と相手の注意とを協調させることをさし，定型発達児では養育者とおもちゃで遊べるようになる生後10カ月以降に顕著になる。定型発達の共同注意行動では，自分の興味のある物を相手に見せたり指をさして相手を振り返って見るような共有確認行動や，相手の伝達意図を確認しようと相手と物を交互に見る参照視が頻繁におこる。また相手と興味が共有できたことがわかると，微笑みや喜びの仕草などの情緒的な交換が伴う。このように共同注意は，物に関する関心や感動を自分が相手と共有すること自体が目的であり，他者が自分とは違う特定の態度や意図をもつ行為者であるという理解を含む。また特に指さし行動でのさす指と指さされる対象の対応関係の理解は，言語の本質的な特徴，つまり"記号表現（シニフィアン。例えば，'ワンワン'という言葉）"と"記号内容（シニフィエ。犬）"の対応関係と同型である。この意味で共同注意は，心の理論や言語の発達的前身ともいえる。

これに対しASD児は，情緒的交換を伴う参照視や共有確認行動をほとんど示さない。参照視がないため，相手のさす対象やその命名と自分の見ている物との間に不一致が生じる一方で，異なる物や文脈でも特定の同じラベルが対応しうるという柔軟な語彙機能の獲得も難しく，それはASD児での言語の困難に通底する。ASD児の中には，自分とは異なる意図をもつ他者との情緒的な関心の共有という実質を欠いたまま，形だけ共同注意スキルを形成する者がいる。それは，手段（例えば，"相手が指さした方向を見る"）と目標（"面白いものが見つかる"）との関係を細かく分析し，どの場面にも汎用しうる自分と相手の行動の随伴性を学習することにより可能となる。このスキル獲得にASD児が高い精神年齢を要するのは，この情緒的交換の困難を補償するために，実際には場面ごとに異なる自他の行動の随伴性をその都度分析して記憶する高い認知能力を動員しているからだと推測できる。

3. 目と顔への注目

共同注意の有無のみではASDを説明できないことから，さらに遡って共同注意の成立にまず必要な相手と自分とのやりとり（二項関係）で交わされるアイコンタクトや視線の理解も検討されている。定型発達児では，すでに生後1年以内に人の目に対する強い感受性が備わっている。例えば生後数日の新生児でも，人の顔（の型）をよく見つめ，「自分を見ている目」を「よそを向いている目」よりも好んで注視する。

目と目を合わせることの少なさはASDに顕著な特徴であり，彼らは視線を忌避しているという説が唱えられたこともある。しかし相手の目を見る時間の長さや注目回数は，ASD児と定型発達児との間に違いはない[3, 4]。またASD者の目を見ない傾向は，静止画よりも人が話している動画で特に顕著であり，難しい顔認識の課題で強くなる（例えば，ギュイヨンら[5]）。つまり彼らは視線自体を避けているわけではなく，相手の顔や表情を認識

する方法全般に違いがあり，そのことが結果として目を合わせないという傾向を生み出している可能性が高い。これとは逆に定型発達者は，目が合うべき時に合わないと相手が視線を避けているとつい意図性を付与し深読みしてしまう。定型発達者にとっては，目や顔の表情は相手の心の状態を知る最も情報に富んだ最優先の社会的刺激であり，まさに「目は口ほどに物を言う」のである。だから，映画や写真を見るとき通常我々は，背景や物よりも登場人物に，人物ならば体の他の部分よりも顔に，また顔の中ならば口よりも目に無意識により多く注目する。ところが ASD 者は，人物よりもむしろ不動で予測可能な背景や周囲の物に注目し，たとえ人物を見ていても，その人の目ではなく口の動きに注意がいく[6]。人の行動を言語的な補償で理解するために，目よりも口（言葉）に注目した方が多くの情報が得られるからだと考えられる。

　さらに ASD 児のアイコンタクトの特異性は，目の探知にも現れている[7]。定型発達児では，自分を見ている目の方がよそ向きの目よりも素早く探知でき，この"自分を見ている目"の優位性は，顔が正面でも斜め向きでも上下が正しい正立のときにのみ現れ，上下逆さまの顔では消えてしまう。定型発達児では，人の顔は正立している方が逆さまの顔よりもよく認識できる（倒立効果）。つまり，正立した人の顔の一部としてアイコンタクトを検出しているらしいのである。これに対し ASD 児では，自分を見ている目の優位性は，顔が正立か倒立かにかかわらず正面を向いた顔（目の中の瞳が左右の中央に来る）のときに現れ，斜めを向いた顔（自分を見ている瞳自体は端に寄る）では現れなかった。すなわち，ASD 児もアイコンタクトの検出はするものの，目を人の顔の一部としてではなく，左右対称の目型図形のような単なる要素として見ている可能性が高いのである。

　共同注意が成立するには，相手と目を合わせるだけでなく，相手の視線を追う必要もある。定型発達児では，新生児ですでに相手の目の方向に注意を向け，生後 6 カ月頃までには目を合わせた後に相手の見た方向を見る視覚的な共同注意（視線追従）が出現する。ASD 児も年齢や訓練により

視線追従が可能になる。しかし、ASD児者の視線追従の特異性は、本人にも自覚がないレベルで生じている。例えば、画面中央に人の顔の写真を提示し、その直後に画面の右または左端に＊印のような標的を出して、印を見つけてもらう課題がある。顔の視線が後で印の出る方向を向いているとつい視線につられ、視線方向が印とは反対の場合よりも印を素早く検出できる。この反射的な共同注意による視線手がかり効果は、ASD児者でも定型発達と同様に認められる。しかし人の視線を本人には知覚できない瞬時（約140ミリ秒）で閾下提示し、知覚できる通常の閾上提示の場合との間でこの視線手がかり効果を比較すると、定型発達者ではたとえ本人に見えたという自覚のない閾下でも、閾上の場合と同様に視線によって印の検出が容易になる。ところがASD者では閾上の視線しか効果を持たず、閾下、つまり見えない視線の効果は生じない[8]。定型発達ではきわめて瞬時に、本人にも自覚できないレベルで人の視線を探知しそれに反応するメカニズムが働くのに、ASDではそのメカニズムが働かないのである。

II. 脳科学による社会性障害の証拠

1. 直感的な対人理解を支える神経基盤とその発達

　以上のようなASD児の社会性障害は、心の理論獲得のリトマス試験紙といわれる誤信念課題の正否では説明できない。彼らの困難は、柔軟で即時の、いわば直感的な人の心の理解にある。こうした対人理解は、頭の中で計算や推論を行う以前に、他者と情動を交換しつつ自らの感覚や身体を相手のそれと協調させる間主観的な相互作用により、自分と相手、および両者を取りまく世界に意味づけを行う実体験としてある。
　人の行動は、顔の表情、視線、声、目的的な動作など、瞬時だが豊富な対人手がかりに満ちており、通常はそうした目に見える身体的手がかりを自らのそれと協調させれば容易に理解可能なものである。ところが心の理

論では，そこにあえて目に見えない心を想定して行動を理解するという前提を置く。このような主知主義的な心の理論の前提自体が，自然場面での対人理解を適切に説明できていない可能性もある[9,10]。高機能 ASD 者は，彼らにとってはまったく不可解な（しかし定型発達者には対人手がかりから自明な）相手の行動を，むしろ表象操作としての心の理論を駆使して何とか推論し予測しているのだという逆説的な議論もある[11]。しかしいくらこうした計算をしても，多様な対人刺激の手がかりを自らの身体的な感覚として直感的に使えないために，結局は日常場面での柔軟で即時的な対人理解に結びつかないのである。

では対人刺激の直感的な理解は通常どのように生じるのか。ヒトの脳には，目や口の位置や方向などを見分けたり相手の表情や動作を見たりまねたりするときにだけ特に活動する特定の領域群がある。これらの領域の多くはヒトでは脳の表面を覆う大脳皮質にある。しかしこれらの皮質領域は，実はより深い皮質下の領域とも密接な連絡をもっており（社会脳ネットワークといわれる[7]），皮質と皮質下の領域が相互に作用しあっている。こうした領域群と皮質上・下の間の相互作用が，社会的な刺激だけを一瞬にしていわば自動的に拾って解読し，それに対する反応を調整し実行する独自の機構（モジュール）を成しているとみられる。直感的対人理解はこうした機構に支えられていると考えられる。

ASD に特徴的な顔認知や視線理解の異常から，人間の脳内にはヒトの顔や視線などの情報を特別に扱う機構が生得的に備わっており，それが ASD では損なわれているとの推論がなされるかも知れない。しかし実際は，このような機構は生得的なわけではなく，社会的な刺激に繰り返しさらされることにより，乳児期以降の長い時間をかけてそうした刺激に最も適した特殊な機構が形成されるという多くの証拠がある。例えば，生後 6 カ月頃の乳児は，異なるサルの顔を大人よりも正確に見分けられ，大人には聴き分けられない外国語の母音を正確に聴き分ける。しかし 9 カ月以降になると，サルの顔の区別や外国語音の区別ができなくなる一方で，ヒト

の顔や母語音への感受性だけが残りそれらに特化してゆくのである。ただし，こうした感受性は，乳児と養育者とのやりとりの文脈においてのみ磨かれる。外国語音への感度が低下し始める9カ月児に，外国語を母語とする女性が直接相互作用する場合とTV録画した女性の語りかけを視聴させる場合とを比べると，TV視聴だけでは何もしない場合と同様にその外国語音の区別ができなくなる。これに対し外国語話者と直接やり取りした乳児は，その言語音への感度を維持したのである[12]。このような乳児の能力は，脳が社会的刺激を初めから特別に扱えるわけではなく，相手との相互作用により発達とともに徐々に特殊化することを示している。

2. 対人理解の発達とASDの制約

　脳神経同士の連絡がまだ定まっていない乳幼児の脳では，さまざまな神経間連結が試され，頻繁に連絡のついたものだけが残る（可塑性）。この過程で徐々に安定した脳神経の連絡が決まっていく。生後直後から乳児には，ヒトの顔や表情，声を他の刺激よりも好み，敏感に反応する感受性がある。つまり，ヒトのこうした刺激がヒトの乳児にとっては最も好ましく目立つ存在であり，それらと乳児自身の身体運動感覚を協調させることにより，自分と他者の感覚や感情の交換が行われていく。ヒトの刺激を選びそれに向かわせる動機は，二項関係の時代にさまざまな活動を通して養育者の顔，声，視線を繰り返し経験することにより一層磨かれる。この対人刺激への選好が，乳児による頻繁な社会的交換行動を導き，対人刺激を特別に扱う能力を熟達化させる支えとなる。この熟達化，つまり脳神経同士の連絡の強化は，次の三項関係の時代での共同注意や言語の獲得につながり，その後の幼児～青年期を通じた対人理解の発達へとつながっていく。このようにして，社会的刺激を解読し世界を意味づける機構の特殊化（モジュール化）の過程が続いていくのである。
　逆に見れば，ASDの障害の出発点は乳児期の社会的刺激への選好や身

体感覚や運動を通じた養育者との感情の交換を伴う間主観的やりとりの経験にまで遡るといえる。そのごく最初期に始まる第一歩の掛け違いが，次々と滝のように連鎖（カスケード）し，その後の様々な能力の不全へとつながっていくと考えられる。この連鎖の過程が，発達のそれぞれの段階で形成される共同注意や対人理解，言語，象徴や抽象化の能力などに重層的な影響を及ぼすのである。

発達が滝のように連鎖して次の発達を促すという流れは，定型発達の場合も同じである。この流れの筋道が，定型発達では対人的な刺激への選好という制約を軸に進む。これに対し自閉症では，不変性や規則性への選好（第5章）を軸に流れるために，発達が進むにつれて定型発達の軸から次第に逸れていくのである。ASDの症候の現れ方や臨床像は年齢によっても大きく異なる。その理由は，診断時点での子どもにおいて，連続的な発達の滝のどの段階が出現しているのかが異なるためである。実際，例えば相手の目を注視する傾向は生後2カ月まではASD児も定型発達児と同様なのに対し，ASD児はそれ以降に低下していくことも示されている[13]。

上述のように，皮質領域の特殊化は子ども時代に大きく進む。これに対し，皮質下の領域は新生児期からすでに機能し，意識以前の瞬時で無自覚な対人的反応に関わっているとの指摘もある。さらにASD児者の脳の解剖学的な異常は，皮質よりもむしろ皮質下領域の複数の部分や小脳などにわたっており，ASD児の脳の大きさは生後数年間にかけて定型発達の子どもに比べ一般に大きいといわれる[14]。つまり，通常であれば刈り込まれてゆく小さな神経細胞が過密な状態で残り続ける一方で，神経細胞間の連絡，ひいては自分自身の身体や感覚，感情の協調を含むヒトの刺激を扱う領域間の連絡が十分発達していかない可能性もある[15,16]。

実際，ASDは定型発達に比べ，脳の前後を走る神経繊維や両半球を結ぶ脳梁をはじめとする脳神経繊維束の長距離連絡が少ない一方，部分的な神経間結合が過度に強い領域がある[17]。皮質下や小脳の領域は領域内部相互にも上層皮質へも多様な連絡をもつことから，皮質下／小脳領域の異

常はそれが連絡をもつ諸領域へと派生的な異常をもたらす。したがって，脳の特定領域の不全に起因する対人理解の障害がASDの第一義の中核症候というわけではなく，その社会性障害は，身体と諸感覚，情動など脳の多領域全般にわたる神経間連絡の不全の1つの結果と見るのが妥当である[18]。

III. 記憶の発達とASDの記憶

　以上に見たように，ASDの社会性障害については心理学や脳神経科学で多くの知見が出てきている。しかし冒頭で述べたように，第二の診断基準である強迫的で限局化した行動や興味，あるいは身体と運動の制御や感覚，記憶の異常などの検討は進んでいない。一方，最近の記憶の心理学では，特にASDの記憶の異常にも関連するエピソード記憶と未来思考，およびその神経基盤に関する証拠が出てきている。以下ではこれらの知見について概観する。

1. 人間の記憶とその発達

　人間の記憶はさまざまな情報を保持している。保持できる期間の長さから，記憶は大きく短期記憶と長期記憶に分けられる。短期記憶は，初めて電話する店の電話番号をダイヤルするまで覚えている場合のように，1，2分以内ですぐに忘れてしまう記憶であり，記憶できる情報の範囲（容量）は概ね7桁といわれている。これに対し，自分の家の電話番号のように永続的に覚えている記憶を長期記憶という。

　長期記憶に貯えられている情報は主に3種類ある。第一は，自分自身の個人的な体験や出来事（エピソード）に関するエピソード記憶である。エピソード記憶は，その出来事を，いつ，どこで経験したかという時間や空間に位置づけることができ，他でもない自分自身が経験したという強い想起意識を伴う。自分自身の体験つまり自分史という意味で，エピソード記

憶が定着したものを自伝的記憶という。

　これに対し第二の記憶は，一般的な知識つまり意味記憶である。意味記憶は，言語やシンボル操作，自分を取り巻く世界に関するあらゆる知識と概念を含む。特に世界に関する知識はスキーマ（schema）といい，我々が自分を取り巻く世界とそこで起こっている事象を理解する基盤となっている。意味記憶はエピソード記憶とは異なり，その知識をいつどこで得たかという自己体験の想起意識がほとんどない。この想起意識の有無は，それぞれの記憶を思い出す（検索）ときに用いる言葉が端的に示すように，記憶検索の主観的な様態の違いに現れている。時空間に定位できる出来事のエピソード的体験（例えば，"今年のお正月はどう過ごしましたか？"）を思い出すときは，"覚えている（remembering）"というのに対し，言語使用や世界に関する一般的知識（例えば，"チリの首都はどこですか？"）を思い出すときには，"知っている（knowing）"という言葉を使う。

　ただし，これら2種類の記憶はいずれも言葉での報告つまり言語表現ができる点で共通性を持つ。これらをまとめて宣言的記憶という。一方，第三の記憶は，言葉で表現ができない身体感覚や運動・認知技能による"やり方"の記憶であり，手続き的記憶とよばれている。

　記憶の発達は，言語で表現できる2つの宣言的記憶の獲得の順序や様相が検討されてきた。直感的には，さまざまな経験（エピソード記憶）が積み重なって，言葉や知識（意味記憶）が定着するように思われる。しかし2, 3歳の幼児に，例えば前日に家族旅行で連れて行った遊園地での出来事を尋ねても，自分が何をしたかほとんど報告することができない。にもかかわらず，また今度遊園地に行こうねと伝えると子どもは大喜びする。大喜びできる理由は，幼児は自分の個々の体験や出来事は思い出すことができないのに，遊園地がどんなに楽しいところかは知っているからである。一般的に"遊園地とは何か"という知識（スキーマ）の中でも，こうした特定の場所とそこで生じる一連の行動に関する知識（例えば，"遊園地"には様々な乗り物やレストランがあり，乗り物に乗ったりレストランで食

事したりして楽しめるという知識）を特にスクリプト（script）という。つまり子どもは，体験したことをまず遊園地に関する一般的な知識（スクリプトという意味記憶）として獲得する。その後徐々に，自分が体験した出来事を自分のこととして記憶するエピソード記憶が定着するようになるのである。

　このようにエピソード記憶が意味記憶の後に発現するという事実は，我々の直感とは異なる。しかし，環境への適応という進化論的視点で見れば，この記憶発達の順序性は理にかなっている。幼児には体験するほぼすべての事象が新奇である。それらを一回性の体験として一つ一つ貯えるとしたら，その認知的な負荷が余りに膨大なものとなる。ある場面での体験を知識として貯えれば，再び同じ場面に遭遇したときその知識を使って記憶の負荷を大幅に縮減でき，次の新奇な事象や環境に対応する資源を確保できるのである。

　エピソード記憶の発達には，自己意識と記憶の語り方の発達が必要だといわれている。エピソード記憶に必要な自己体験の意識をもつには，そもそも"自己"の意識が不可欠である。"今ここ"にある自己の意識は，マークテストという鏡映像認知で測られる。この課題では，子どもに気づかれないよう顔や頭に口紅やシールを付けて鏡の前に立たせる。鏡を見て自分の顔（頭）に付いたマークを取ることができれば，自己意識の1つの証拠となる。鏡映像認知，つまり鏡に映っている人物が"今ここ"にいる自分であるという意識は1歳半以降にならないと現れない。まして時間を超えた自己の一貫性の意識は，次節で見るように，さらに後になってようやく機能するようになる。

　また，子どもは放っておいても記憶をひとりでに語れるようになるわけではない。自分の体験の中でどれが語る価値のある重要な情報なのか，それをどのように相手に伝えればよいのかを周囲の大人から尋ねられることを通じて，子どもは記憶の語り方を徐々に学習していく。このため一般的に，最初の自伝的記憶は早くても3,4歳以降にようやく出現し，それ以

前の記憶を欠く。これを幼児期健忘症（infantile amnesia）という。最初期の自伝的記憶の出現年齢も，中国人は米国人よりも，また男性は女性よりも概して遅いといった記憶の語りの違いによる文化差や性差がある。この意味で，エピソード記憶はすぐれて社会的で，個体発生的にも高次な記憶といえる。

2. ASD児者の記憶の特徴

　これまでの神経心理学的な研究から，ASD者の意味記憶は損なわれていない一方で，エピソード記憶や自伝的記憶に特異性があることが知られている[19,20]。例えば，高機能自閉症の人たちにはエピソード記憶に特徴的な自己準拠効果が現れない[20]。自己準拠効果とは，自分に関連づけた情報はよく記憶される現象をさす。実験では，参加者にいくつかの言葉（標的語）を呈示して各語について3種類の質問のいずれかに答えてもらう。例えば標的語が"しんせつ"の場合は，(a)"めんせつ"と同じ語尾か（音韻），(b) 人に冷たいことか（意味），あるいは(c) あなたに当てはまるか（自己準拠）の質問条件である。この後に標的語の再生数を比べると，定型発達者は自己準拠，意味，音韻の質問条件の順で，後で思い出せる語が多かった。つまり，情報（"しんせつ"）を自分に関連づけると，単に語意を確認したり表面的な音に注目するよりも強く記憶に残るのである。しかしASD者では自己準拠と意味の質問条件間の差がなく，自己準拠効果が現れなかった。ASD者には，情報を自分に準拠させて取り込むエピソード記憶の性質がみられないのである。

　過去の体験に関わる自伝的記憶においても同様に，ASD者では自分自身の体験として語られるエピソード情報が定型発達者に比べて減弱している[21]。自伝的記憶も厳密には，個人的なエピソード記憶（例えば，"中学校入学初日には何があった？"）と個人的な意味記憶（例えば，"中学校時代の先生の名前は？"）が区別できる。ASD者と定型発達者の相違は，

意味記憶ではなくエピソード記憶に顕著に現れた。定型発達者は，特に青年期（中学校〜学歴修了5年まで）の特定の個人的エピソード記憶がそれ以前の時期よりも突出して多く内容も詳細だった。一方，ASD者はエピソード記憶の想起が全般的に貧弱なだけでなく，青年期における記憶の突出が見られなかった。青年期の自伝的記憶は，自己意識や自己同一性確立に重要な機能を果たす。その記憶の減弱が，ASDの自己意識の発達と関連している可能性がある。

　臨床的には，ASD者がしばしばタイムスリップやサヴァン症を示すことが知られている。タイムスリップは，脈絡や状況と無関連に，何らかのきっかけで突然過去の感情体験を再現してしまう現象である[22]。例えば，道ですれ違った赤の他人の口紅の色がかつての担任教師の口紅の色と結びつき，その教師から叱責された記憶がよみがえって突然怒り出したりするような場合であり，周囲からは極めて唐突で理不尽な行動にみえる。また一部のASD者が示すサヴァンは，バスや鉄道の路線図や宇宙の惑星の名前をくまなく覚えている場合や，過去の日付と曜日が瞬時に分かるカレンダー計算といった機械的記憶が知られている。

　実証的にも臨床的にもASDの記憶の特徴に共通するのは，彼らの記憶が脱文脈的で断片的だということである。その原因は，今ここにいる自分が過去を体験した自分と脈絡をもって時間的に連続しているという記憶の意識が通常と異なるからではないか。次節でこの点を取り上げる。

IV. 心的時間移動とASDにおける自己体験的意識の発達

　先に見た鏡映像認知で測られる"今ここ"の自己意識は，ASD児にも見られる。ただしASD児の鏡映像認知には，定型発達児が自分に付いた奇妙なマークを発見したときに典型的に示す困惑や羞恥の仕草などを伴わない。この点に，発達早期からの間主観性に基づく他者性を欠いたASD

の自己意識の特異性があると考えられる（十一[23)]も参照）。

　しかしながら他方で，ASDの第二の診断基準のこだわりには，逆に"今ここ"にはない事態を見通すことの困難が根源にあると想定できる。つまり，自己が"今ここ"に縛られ，それ以外の事態，とりわけこれから起こる事態（未来）を想定した事前体験や仮想体験が困難であることが，現時点の自分に限局された行動様式や思考様式として発現している可能性がある。同様にタイムスリップに代表される記憶の混乱やエピソード記憶の減退は，脈絡をもって過去と現在をつなぎ，かつ自己を時間軸上で相対化する自己体験の意識の減弱や異常に起因するとも考えられる。いずれも，"今ここ"にはない過去と未来を有意味に結びつけ，自己をその時間軸の中に適切に位置づけることができるかどうかが問題だといえる。以下では，こうした点について心的時間移動という能力およびその発達から検討する。

1. 心的時間移動とその発達

　前節で見たように，とりわけ過去の出来事に関するエピソード記憶には自分自身が経験したという強い想起意識が伴う。タルヴィング[24)]は，この想起意識を自己体験的意識（autonoetic consciousness）とよんだ。さらにこの自己体験の意識は，自分に起こるであろう未来の出来事を展望したり想定したりする場合にも生じる。こうした過去や未来の出来事を主観的に体験することは心的時間移動（mental time travel）とよばれている[25)]。心的時間移動とは，過去の出来事を追体験（つまり想起）したり未来の出来事を仮想的に事前体験しているという，時空にわたる自己体験の意識感覚である。

　物理的な時間の矢は，過去から未来へと一方向（リニア）に進むが，心的時間移動では未来へも過去へも自己が自在に時間を行き来できる。それが可能になるためには，過去，現在，未来にわたる時間軸上に過去や未来の出来事と自己とを相互に適切に関係づけなければならない。また，移動

するには乗り物があると便利だが，心の時間移動では自己が乗り物となる。時間移動の乗り物としての自己を，ナイサー[26]は時間的拡張自己（temporally extended self）とよんでいる。発達初期には"今ここ"に限定されていた自己の意識は，発達に伴い，現在から時間軸を遡るあるいは進むことにより，過去と未来に拡張するようになるのである。

　記憶の心理学では，未来事象についての仮想的な事前体験をエピソード的未来思考（episodic future thinking）といい，神経学的に過去経験の記憶との強い共通性が指摘されている。エピソード的未来思考は，エピソード記憶の想起時にも活動する側頭葉内側部（特に海馬と海馬傍回）と外側部，前頭前野内側部と背外側部，帯状回後部（脳梁膨大後部や楔前部）などの核となる脳部位を共有している（伊藤・梅田[27]に展望）。この神経学的基盤から，未来思考は想起された過去の体験を柔軟に再結合して未来の出来事を構築しシミュレートすることだと仮定されている[28]。さらにエピソード的な記憶と未来思考の共通基盤には，過去に経験した出来事の場面（シーン）から未来の出来事場面を構成する機能[29]や，現在の視点を別の視点（過去や未来，他者，他の場所など）に移す自己投影という機能[30]があるという議論もある。特に後者の自己投影の仮説は，他者の視点を取ること（心の理論）や未来に限らない一般的な想像性，距離感などの空間的な認知にASD者が同様に困難を示す事実とも符合する。

　しかしながら，自己投影仮説をも含めこれらの議論では，いずれも自己を位置づける時間軸の問題が欠落しているようにみえる。心的時間は，単に視点を別の何かに移すことや出来事の場面イメージを構成することだけでなく，時間軸の中に位置づいた自己の意識が過去方向と未来方向へ自在に拡張し，かつ現在の自己と連続し一貫しているさまをいうからである（自己の時間性については，清水[31]と杉山[22]も参照）。

　定型発達児では過去と未来への心的移動はいつ頃発達するのだろうか。過去事象の自己体験的意識を測定する代表的な課題は，獲得情報の出典（情報ソース：source）を想起し特定することを求める出典記憶課題である。

出典記憶は，エピソード記憶の中でも情報自体を想起する再認や再生記憶とは異なり，その情報をいつどこで得たかの経験に関する記憶である。具体的には，4～6歳児に答えが分からないいくつかの質問（例えば，"コオロギの耳はどこにある？"）をして，正解（この例では"あし"）を教える。その5～10分後に先の質問を再提示し，正解つまり情報内容を再生できた場合に，"答えを昨日は知っていたか？"と情報の出典を尋ねる。先ほど学習した情報（"あし"）自体は4歳児でも再生できる。これに対して，昨日は答えを知らなかったと出典質問を否定できる割合は5歳でも半分で，4歳児はほんの5分前に学習した経験すら思い出せない。情報の出典（つまり学習の時点）を"さっきここで覚えた"と特定できるのは，6歳になってからなのである[32]。

　未来への心的移動は測定が難しい。子どもに例えば明日起こりそうなことを尋ねても，尤もらしい日頃の習慣をスクリプト（意味記憶）で答えてしまい，自己体験の意識を伴って未来の出来事を報告している確証が得られないからである。自己体験の意識を確実に反映する未来課題は開発途上だが，その1つに，子どもが経験する新奇な未来事象のために必要な準備の段取りを尋ねる課題がある[33]。子どもに，これから起こるいくつかの出来事（例えば，"あなたがお昼を食べている間にこの部屋にお客が来る"）を説明し，それらに必要な準備をする（この例では"お客に見せる花を飾る"）時点を"明日すればいいか？"と質問する。自分がその未来事象を仮想体験していれば，"明日"を否定して"今"あるいは"出来事の前"と行為の時点を特定できるはずである。この課題に正解できる割合は5，6歳で6割を超えるのに対し，4歳児では4割程にとどまった。未来事象の仮想体験の意識は5，6歳以降に安定してくるのである。さらに，この未来課題と出典記憶との間には4歳児ではほとんど関連がないのに対し，5，6歳児では強い関連を示した（$r=.50$）。つまり，過去と未来への心的時間移動の能力は，幼児期後半の5，6歳頃に発達し，かつ互いに統合するのだと考えられる。

2. ASDにおける心的時間移動の発達

　本節冒頭で ASD のこだわりや記憶の混乱の共通基盤に心的時間移動や自己体験的意識の減弱があるという可能性を述べた。この仮説を検証するために，筆者らは現在 ASD 幼児での自己体験的意識の発達を調べている[34]。現時点で 4 〜 6 歳の定型発達児と知的な遅れのない ASD 児各 94 名が研究に参加している。

　研究では主に上述の出典記憶課題と未来課題を調べた。出典記憶は，定型発達では年齢とともに向上し，6 歳児の成績は 4, 5 歳児よりも高かった。これに対し，ASD 児では 5 歳児は 4 歳児よりも向上するものの，6 歳児は 5 歳児と成績の差がなかった。また 6 歳の ASD 児は同じ歳の定型発達児よりも成績が低かった。ASD では過去への時間移動や自己体験的意識が 5 歳以降に頭打ちになってしまうのである。未来課題については，全体として定型発達児の成績が ASD 児よりも高く，ASD 児は未来への時間移動が弱い可能性が示された。さらに出典記憶と未来課題は，診断にかかわらず 4, 5 歳児では関連しないのに対し，6 歳になると定型発達児でのみ関連した（r=.44）。しかし 6 歳 ASD 児では年少児と同様に出典記憶と未来課題とが関連することはなかった。

　これらの結果は，心的時間移動や自己体験的意識を反映するエピソード記憶と未来思考が，定型発達では 6 歳頃に現われるのに対し ASD では幼児期に十分発現しないことを示している。さらに，定型発達では幼児期後半に過去と未来をつなぐ自己体験の意識が統合するのに対して，ASD ではそれが統合しない可能性も示唆された。つまり，ASD 児は幼児期後半になっても，時間的に拡張する一貫した自己意識や自己体験の意識が脆弱なままだということである。それが，ASD 者の場合には，成人になってもなお続くエピソード記憶の減退やタイムスリップといった記憶の混乱や特異性につながるのだと考えられる。

　ASD の記憶の特異性は，Ⅱ節で見た社会性障害と同様の神経学的基盤

が関わっていると考えられる。すなわち，恐らく海馬を中心とする皮質下領域と上位皮質を結ぶ，エピソード記憶と未来思考の核となる神経組織の形成不全に起因するものであろう。一方，特に自己に関わる情報の処理や自己意識は，脳の特定の部位やネットワークが関連するという証拠はなく，神経学的に局在しているわけではない[35]。したがって，記憶と未来思考に関わる神経繊維連絡の不全がもたらす1つの帰結が，記憶や時間性を伴う自己意識（心的時間移動）の特異性として現れるのではないかと考えられる。

さらに，時間性を基盤とする自己意識の障害は，間主観性／他者性を基盤とする自己意識の不全とともに，規則性や不変性への選好という制約下での発達を経る中で，予測不能なもの，"今ここ"にないものを想像し予期することへの困難や強い不安として，こだわりや限局化した興味などの症状と結びつくのではないかと推測される。実際，限局化された反復的な行動のうち[注1]，特にこだわり，すなわち同一性保持（insistence on sameness）は，ASD児の年齢が高く高機能の場合により顕著に認められ（ジユージャスら[36]に展望），この症状の程度は，海馬，扁桃体，大脳基底核など皮質下相互およびこれらと皮質組織との構造（容積）上の共変関係と関連することが示されている[37]。つまり，こだわりにつながる皮質上・下の連絡（の不全）は記憶と未来思考の神経連絡（の不全）と重なる可能性が高いのである。

しかしながら当然，発達は子どもの側からの要因だけで決まるわけではない。子どもの発達上の制約は，その育ちの環境に影響を与えるだけでなく，逆に環境からも極めて大きな影響を受ける。このため，育ち方の有り様がASDの個々の症状や全体的臨床像と密接な関連をもつことは言を俟たない[38, 39]。ASDの未解決課題を含む障害の全容の解明とともに，本稿

注1）ASDに認められる限局化された反復的な行動は，大きく（a）反復的な感覚運動（repetitive sensory motor）行動と（b）同一性保持行動の2つのカテゴリに分けられる。

での議論や仮説が果たして妥当か否かについて，環境との相互作用による子どもの発達という視点から今後の研究が待たれる。

文献

1) Perner, J.：Understanding representational mind. MIT Press, Cambridge, MA, 1991.
2) Baron-Cohen, S.：Mind blindness. MIT Press, Cambridge, MA, 1995.（長野他訳：自閉症とマインド・ブラインドネス. 青土社, 東京, 2002.）
3) Nuske, H. J., Vivanti, G., & Dissanayake, C.：No evidence of emotional dysregulation or aversion to mutual gaze in preschoolers with autism spectrum disorder: An eye-tracking pupillometry study. J. Autism Dev. Disord., 45：3433-3445, 2015.1.）
4) O'Connor, N., & Hermelin, B.：The selective visual attention of psychotic children. J. Child Psychol. Psychiatry, 8：167-179, 1967.
5) Guillon, Q., Hadjikhani, N., Baduel, S. et al.：Visual social attention in autism spectrum disorder：Insights from eye tracking studies. Neurosci. Biobehav. Rev., 42：279-297, 2014.
6) Klin, A., Jones, W., Schultz, R. et al.：The enactive mind, or from action to cognition：lessons from autism. In：Autism：mind and brain（ed. by Frith, U. & Hill, E.）, 123-159, Oxford UP, Oxford, UK, 2003.
7) 千住淳：社会脳の発達. 東京大学出版会, 東京, 2012.
8) Sato, W., Uono, S., Okada, T. et al.：Impairment of unconscious, but not conscious, gaze-triggered attention orienting in Asperger's disorder. Research in Autism Spectrum Disorders, 4：782-786, 2010.
9) De Jaegher, H.：Embodiment and sense-making in autism. Frontiers in Integrative Neuroscience, 7：1-19, 2013.
10) 内藤美加：「心の理論」の社会文化的構成：現象学的枠組みによる認知科学批判の視点. 発達心理学研究, 27：288-298, 2016.
11) Froese, T., Stanghellini, G., & Bertelli, M. O.：Is it normal to be a principal mindreader? Revising theories of social cognition on the basis of schizophrenia and high functioning autism-spectrum disorder. Res. Dev. Disabi., 34：1376-1387, 2013.
12) Kuhl, P. K., Tsao, F-M., & Liu, H-M.：Foreign-language experience in infancy：Effects of short-term exposure and social interaction on phonetic learning. Proc. Natl. Acad. Sci. USA, 100：9096-9101, 2003.

13) Jones, W., & Klin, A.：Attention to eyes is present but in decline in 2-6-month-old infants later diagnosed with autism. Nature, 504：427-431, 2013.
14) Kemper, T. L., & Bauman, M. L.：Neuropathology of infantile autism. Mol. Psychiatry, 7：S12-S13, 2002.
15) Nomi, J. S., & Uddin, L. Q.：Face processing in autism spectrum disorder：From brain regions to brain networks. Neuropsychologia, 71：201-216, 2015.
16) Wolff, J. J., Gu, H., Gerig, G. et al.：Differences in white matter fiber tract development present from 6 to 24 months in infants with autism. Am. J. Psychiatry, 169：589-600, 2012.
17) Cauda, F., Costa, T., Palermo, S. et al.：Concordance of white matter and gray matter abnormalities in autism spectrum disorders：A voxel-based meta-analysis study. Human Brain Mapping, 35：2073-2098, 2014.
18) Elsabbagh, M. & Johnson, M.H.：Autism and the social brain：The first-year puzzle. Biol. Psychiatry, 80：94-99, 2016.
19) Salmond, C. H., Ashburner, J., Connelly, A. et al.：The role of the medial temporal lobe in autistic spectrum disorders. Eur. J. Neurosci., 22：764-772, 2005.
20) Toichi, M.：Episodic memory, semantic memory and self-awareness in high-functioning autism. In: Memory in autism: Theory and evidence (ed. by Boucher, J. & Bowler, D.). p.143-165, Cambridge UP, Cambridge, UK, 2005.
21) Crane, L. & Goddard, L.：Episodic and semantic autobiographical memory in adults with autism spectrum disorders. J. Autism Dev. Disord., 38：498-506, 2008.
22) 杉山登志郎：自閉症に見られる特異な記憶想起現象—自閉症の time slip 現象. 精神神経学雑誌, 96：281-297, 1994.
23) 十一元三：「自己」の病理にまつわる自閉症スペクトラムの症候論. 臨床精神病理, 38：227-231, 2017.
24) Tulving, E.：Memory and consciousness. Can. Psychol., 26：1-12, 1985.
25) Suddendorf, T. & Corballis, M.：Mental time travel and the evolution of the human mind. Genetic, Social, and General Psychology Monographs, 123：133-169, 1997.
26) Neisser, U.：Five kinds of self-knowledge. Philos. Psychol., 1：35-59, 1988.
27) 伊藤友一・梅田聡：時間方向性から見た記憶と思考の神経基盤. 児童心理学の進歩 (2018 年版), Vol. 57 (日本児童研究所編), p. 1-24, 金子書房, 東京, 2018.
28) Schacter, D. L., Addis, D. R., & Buckner, R.：Remembering the past to imagine the future：the prospective brain. Nat. Rev. Neurosci., 8：657-661, 2007.

29) Hassabis, D. & Maguire, E. A.：Deconstructing episodic memory with construction. Trends in Cognitive Sciences, 11：299-306, 2007.
30) Buckner, R. L., & Carroll, D. C.：Self-projection and the brain. Trends in Cognitive Sciences, 11：49-57, 2007.
31) 清水光恵：自閉スペクトラム症における時間と〈私〉：時間の流れ／流れっ放し. 臨床精神病理, 38：207-211, 2017.
32) Naito, M.：The relationship between theory of mind and episodic memory：Evidence for the development of autonoetic consciousness. J. Exp. Child Psychol., 85：312-336, 2003.
33) Naito, M. & Suzuki, T.："When did I learn and when shall I act？"：The developmental relationship between episodic future thinking and memory. J. Exp. Child Psychol., 109：397-411, 2011.
34) 内藤美加, 堀田千絵, 小坂礼美 他：自閉症スペクトラム幼児における出典記憶と未来思考の関連：定型発達児との比較. 第57回児童青年精神医学会総会抄録, 2016.
35) Jiujias, M., Kelley, E., & Hall, L.：Restricted, repetitive behaviors in autism spectrum disorder and obsessive-compulsive disorder：A comparative review. Child Psychiatry Hum. Dev., 48：944-959, 2017.
36) Eisenberg, I. W., Wallace, G. L., Kenworthy, L. et al.：Insistence on sameness relates to increased covariance of gray matter structure in autism spectrum disorder. Molecular Autism, 6：54, DOI：10.11861s13229-015-0047-7, 2015.
37) Gillihan, S. J., Farah, M. J.：Is self special？：A critical review of evidence from experimental psychology and cognitive neuroscience. Psychol. Bull. 131：76-97, 2005.
38) 本田秀夫：生涯発達. 自閉症スペクトラムの発達科学（藤野博・東條吉邦編著）, p.22-35, 新曜社, 東京, 2018.
39) 滝川一廣：子どものための精神医学. 医学書院, 東京, 2017.

選好性(preference)の観点からみた自閉スペクトラムの特性および生活の支障

本田 秀夫

I. はじめに

DSM-5[1]では,自閉スペクトラム症(autism spectrum disorder)の症候を「社会的相互交流およびコミュニケーションの質的異常」と「興味や活動の限定的で反復的な様式」との2つの軸で定義している。これらの症候が最も顕著にみられるのがカナー[2]の症例報告に端を発する自閉症やアスペルガー[3]の症例報告に端を発するアスペルガー症候群[4]であった。ウィング[5]は,一見異なる部分の多い自閉症とアスペルガー症候群が社会的相互交流,社会的コミュニケーション,社会的イマジネーションの障害という共通の特性をもつ仲間であることを指摘するとともに,自閉症およびアスペルガー症候群を2つの典型とするスペクトラム概念として自閉スペクトラム(autism spectrum;以下,「AS」)を提唱した。

さて,ここで「典型」という言葉を用いたが,疾患における「典型」と,その疾患の本態との関係について考えてみたい。糖尿病を例にとってみよう。糖尿病の概念は,「高血糖で代表される特徴的な代謝異常」「その原因としてのインスリン作用の不足」「代謝異常が長く続くと特有の合併症が起こること」という3つの柱にまとめられる[6]。一方,近年の診断学および治療学の進歩により,特有の合併症の発症がかなり予防可能となってきた現在では,慢性高血糖の状態であることが重視され,その指標として

HbA1cの上昇が診断において重視されている。いまでは，特有の合併症が起こる前のほぼ無自覚な段階で，血液検査のみで診断可能となっている。糖尿病の典型とされる症状には合併症が含まれているが，本態はもっと軽症の合併症発現以前の段階で規定されることに注目されたい。

　これと同様のことは，ASでもいえるのではないだろうか？　自閉症やアスペルガー症候群にみられる対人行動の特徴やこだわり行動の中には，糖尿病における代謝異常が長く続いて生じる合併症に相当する要素が紛れ込んでいるかもしれない。ASの症候はあくまで他覚的行動で定義されているが，その背景の病態として何らかの心理的特性があることが想定できる。ならば，いまの診断概念で「典型」とみなされている症候の一部には，本態そのものではなく，何らかの修飾を受けた病態が含まれる可能性もある。ASの本態を心理学的あるいは精神病理学的に検討するには，症候の上ではごく軽微な特徴しか示していないケース，さらには社会生活上の支障がほとんどないケースでも残存する心理特性を検討することの意義が大きいと思われる。

　本稿では，ASの特性が他覚的にはほんのわずかにしかみられない人においてなお残存する心理特性として「選好性（preference）」に注目する。本稿はASの対人関係の特徴について検討した拙論[7]と車の両輪の関係にある。以下では，文献[7]と同じ2症例を提示しながら，選好性の観点からASの本態について私見を交えながら考察する。なお，症例は，筆者が関わった複数の症例のエピソードをもとに，特定の個人に限定されないよう合成したものである。

II．症例提示

症例A　5歳女児

　周生期にとくに異常はなし。乳幼児健診で発達の遅れを指摘されたことはなかった。言葉の発達は順調で，同じ歳の子どもたちと比べるとやや理

屈っぽい話し方をすることがあった。公園に連れて行っても，あまり他児と遊ぶことはなく，ひとりまたは母親と遊具で遊ぶことが多かった。2歳上の兄が知的障害を伴う自閉症で，幼児期から療育を受けており，保護者に発達障害の知識があった。兄の診察時に，本児も遅れはないものの似た特徴があると母親が話題にすることがあった。しかし，パニックなどの問題行動はなかったため，しばらくは様子を見ていた。

3歳のときに保育園に入園したが，入園当初から，朝ぐずって保育園に行くのを嫌がった。保育園では，保育士の全体指示に概ね沿って活動できており，自由遊びの時間も数人の女児と一緒に遊んでいたため，保育士からはとくに問題のある子どもと思われていなかった。しかし，帰宅するとしばらくの間は機嫌が悪く，何かが思い通りにならないとすぐに泣くと言う状況が続いた。そこで，母親の希望で本児を診察したところ，流暢に話すものの話題が限定され，興味のない話題やオモチャには反応が乏しくなることが観察された。視線はときどき合うものの，頻度は少ない。呼ばれると，視線は相手の首のあたりだが，相手の方を振り返ることはする。それほど特性が強いわけではないものの，アスペルガー症候群の特性があると診断し，母親にそう伝えた。母親が診断を保育園に伝えたところ，「園ではみんなと一緒に行動できており，何も問題ない。帰るときも機嫌よく笑顔で帰っていく。朝ぐずるのは，母親の促し方に問題があるのではないか。発達障害と診断されるのはおかしい」と園長から言われた。

親がなだめながらなんとか連れて行っているうちに，2カ月ほどするとそれほど嫌がらずに登園するようになった。その後はとくに大きな問題もなかったので，診察も半年に1度程度の経過観察としていた。5歳で年長児クラスに上がった頃の定期診察の際，「何か嫌なことはある？」と筆者が本児に尋ねたところ，本児の返事は以下のようなものであった。「保育園がいや。部屋の中でみんなで歌を歌うと頭がガンガンする。粘土がベタベタするから触りたくない。友だちにごっこ遊びをしようと誘われるのがいやだ。X先生が大きな声を出すのが怖い」。

X先生は明るくて子どもたちに人気のある先生だったので，意外に思った母親が「どうして？」と尋ねると，本児は「近くに来て大声で『おはよう』と言われるのが怖い」と述べた。それを聞いた母親が，「そういえば，家でもこんなことがありました」と言って，以下のエピソードを述べた。家で遊んでいるときに，手の空いた母親が本児のそばに行って，いつもより積極的に話しかけたりスキンシップを取ったりしながら一緒に遊んでいると，本児が母親に向かってこう言ったという。「お母さん，何も話さないで見ててくれるのも『好き』っていうことなんだよ」と。

症例B　45歳女性

　周生期にとくに異常はなし。乳幼児期に発達の遅れを指摘されたことはなかった。4歳のときに幼稚園に入園してから大学を卒業するまで，集団生活においてトラブルは一切なかった。言葉の発達は早く，就学前から平仮名，片仮名，数字の読み書きができ，読書が好きで暇があればいつも何か本を読んでいる子どもだった。ままごとや人形遊びが好きでなかったので，小学生の頃は女子よりも男子と遊ぶことの方が多かった。幼児期からきれい好きで，手を洗わずにお菓子などを手でつまんで食べることを嫌がっていた。揺れに弱く，遠足でバスに乗ると必ず気分が悪くなり，嘔吐することもしばしばあった。

　中学，高校では文芸部に入り，文学作品を広く読み漁った。文学について語り合う友だちが数人いたので，疎外感や孤立感を感じることはなかった。しかしクラスの中では，広く交友を持つタイプではなかった。話しかけられれば明るい表情で受け答えはできた。成績がよく，授業のノートも真面目にとっており，クラスメイトに頼まれると快くノートを貸していたので，一目置かれる存在であった。

　大学の文学部を優秀な成績で卒業した。卒業してしばらくの間は一般企業で事務の仕事をしていた。同期の女性社員たちが恋愛の話や人の噂話をするのに付き合うことはあったが，自分からそういった話をすることはあ

まり好きではなかった。大学生のときに参加していた合唱サークルで知り合った男性と25歳のときに結婚し，退職した。26歳のときに女児を出産した。子どもをとても可愛がり，育児を生きがいに感じていた。子どもと遊ぶのは好きだったが，人形を使ったごっこ遊びでは，即興で声色を変えて役割を演じるのは好きではなかった。公園で知り合った「ママ友」や，小学校のPTA活動で知り合った他生徒の母親で，数名は気の合う友だちがいた。しかし，さまざまな性格の人たちがいる場に行って幅広く対人交流するのは疲れるので，必要最低限にとどめていた。

　子どもが大学に入学し，子育てが一段落した頃から，学習塾の事務のパートを始めた。仕事ぶりは着実でミスがほとんどないため，すぐに職場で信頼されるようになった。当初は週2回程度だったのが，頼まれてフルタイムで働くようになった。毎日勤務するようになると，職場の同僚たちの人間関係に悩むようになった。女性の多い職場で，昼食を数人が一緒に食べるのだが，他の人たちが話す話題に全く興味を持てない。たまに自分に興味のある小説やドラマの話になるとある程度雄弁に話に参加するが，それ以外の話題では黙っていたところ，同僚から「興味がある時とない時がずいぶんはっきりしてるね」と指摘された。同僚にもいろんな人がおり，時間にルーズな人や収納が雑な人がいると，気になって仕方ない。しかし細かく指摘し過ぎると相手も気を悪くすると思うと，どのくらいまで指摘するべきなのかで悩んでしまう。こうしたことで家に帰ってからも考え込むことが増えてきた。フルタイムになってから半年ほどした頃から，夜中に頻繁に目が覚める，朝起きるのがつらく頭が重い，「仕事に行かねば」と思うとつらくて涙が出てくる，土日も疲れてしまい買い物も億劫である，などの症状が出現してきた。心配した夫の勧めで精神科クリニックを受診し，基盤にASの特性のある適応障害と診断された。

　診断を聞いてからASに関する本やインターネット情報を調べたところ，自分に当てはまるところがたくさんあると感じた。「ASの人たちは対人関係を維持することがうまくできない」と知り，クリニックで「一般の人た

ちは話題の内容よりも会話を途絶えさせないという目的を優先することもあるんですよ」と聞いて，驚いた。自分自身では，会話とは情報を伝え合うためのものであり，情報がなければ黙っていても何も問題を感じていなかったのだ。逆に昼食時の同僚の会話などで，話題に出たことについて「今度やってみよう」などと言っているにもかかわらず，その後そのことをやろうとする気配がない人たちが多いことを不思議に思っていたが，その謎が解けた気がしたという。

きれい好きなところは今も変わらない。アルコール入りの小型の除菌スプレーをいつも持ち歩いている。折りたたみ傘など，万が一のときに必要と思われる小物は，いつも持ち歩いている。揺れる乗り物は今も苦手である。辛いものは激辛でも全く平気だが，お粥のようにドロッとした食感の食べ物を口に含むと瞬間的に吐き気を催す。しかし，お粥を食べることは滅多にないため，とくに日常生活で大きく困ってはいない。

III. 支障の要因は，機能の欠損というより選好性の偏り

身体障害にせよ精神障害にせよ，通常われわれは，障害を機能低下との関連で捉えようとする。ASも，社会参加能力の低さが問題となる。しかし，一部のケースでは何らかの能力の高さを示すことがあることが，ASを他の障害から際立たせている特徴である。知的能力障害があり，言葉の発達も顕著に障害がみられるのに，芸術などにきわめて優れた才能を発揮するサヴァン症候群のように，高い能力と低い能力の乖離が著しいケースに注目が集まりやすい。しかし，AS特性がそれほど目立たない場合は，対人行動の異常も一見わからない程度であるし，特殊な技能の高さはあっても天才的に優れているとまではいえない。前述の2症例は，そのようなケースである。

症例Aは，兄が先に自閉症と診断され，母親がASについて知識を得たことによって早期に気づかれたが，保育園では対人関係の異常に気づかれ

第 5 章　選好性（preference）の観点からみた自閉スペクトラムの特性および生活の支障　103

ていなかった。診察で興味の偏りがあることに気づかれはしたものの，保育園でパニックが誘発されるほどのこだわりは見られていなかった。この症例で注目したいのは，ごっこ遊びへの関心の低さである。AS では見立て（pretense）機能の異常があると言われており[8,9]，ICD-10[10] および DSM-IV-TR[11] ではごっこ遊びを年齢相応にできないことが診断基準の項目に含められていた。ここで，ごっこ遊びの異常は機能の低さと認識されていた。一方，症例 A は，保育園では他児に付き合ってごっこ遊びに参加していたが，ごっこ遊びが好きではなかった。たしかに，他児のように想像力を豊かに膨らませて，役になりきって演じることに，少し苦手さがあるのかもしれない。しかし，やれば全くできないというわけではない。むしろ症例 A にとってつらかったのは，ごっこ遊びが嫌いなのに他児に付き合って遊ばなければならないことの方であった。

　筆者らは，AS の人たちの集団プログラムの場面で，「黒ひげゲーム」というゲームを独特のルールで行って盛り上がった当事者たちの経験を紹介したことがある[12]。このゲームは，黒ひげ人形の入った樽をプラスチックの剣で刺していくと，そのうち人形がぽーんと飛び出すものである。一般の人たちにとっては，「誰が剣で刺した時に人形が飛び出すだろうか」という，わくわくした感情の共有を楽しむゲームである。

　これを数名の成人当事者が行っていた時のこと。はじめのうちは通常のルールでゲームを進めていたが，何回かゲームを行ったところで参加者のひとりが提案して，ひとりずつが人形が飛び出すまで剣を刺し続け，その回数を記録して次の人に渡し，回数の多少で順位を競うというルールに変更したのである。他の人が剣を差し続けている間，他の参加者は手持無沙汰となり，手元にある本を読むなど思い思いの過ごし方をしていた。それでも自分の順番が回ってくると熱心に剣を差し，回数を記録用紙に書き込んで次の人に渡していた。一般の人たちから見ると，ひとりだけが慎重に 1 本ずつ剣を刺し，その傍らで他の人たちが本を眺めている光景は，決して楽しそうには見えないのではないだろうか。ところが，彼らはそのルー

ルをむしろ自然に受け入れていた。

　同様のエピソードを AS の幼児向けグループ療育でも経験した。その療育場面では，子どもたちは，ひとりがゲームを占有している最中，他の子たちは別の玩具で遊んでいた。ゲームを占有した子どもは，人形が飛び出すまで剣を差し続け，終わると淡々と次の子に渡していた。彼らの興味の対象は，あくまでゲームの仕組みであり，誰が刺した時に人形が飛び出すかはどうでもよかったのだ。この日の療育の最後に，子どもたちが「みんなで黒ひげゲームをして，楽しかった」と感想を述べていたことが，実に印象的であった。

　このエピソードがあった時，AS の成人，幼児ともに「ひとりで人形が飛び出すまで剣を刺し続け，人形が飛び出したら交代する」というやり方を，「ひとり1本ずつ順番に刺して誰が刺した時に人形が飛び出すかを楽しむ」というやり方よりもむしろ楽しいと思っていた。もしここに1名だけ，通常のやり方の方が楽しいと思う人がいたら，居心地が悪いかもしれない。でも，日常生活のほとんどの集団場面では，通常のやり方の方が楽しいと感じて疑わない人たちが多数を占めている。その中で少数派の AS の人たちが仮に変法を提案したとしても，少しやってみて「つまらない」と不平が出て，通常のやり方に戻されてしまうのがオチであろう。

　ごっこ遊びを嫌う症例Aや筆者らの経験した「黒ひげゲーム」のエピソードの参加者たちにみられる特性は，「通常のやり方を楽しむ能力の欠損」と考えてよいのであろうか？　楽しみ方に優劣があると考える人がいるとすれば，それは多数派の驕りではないだろうか。むしろ，ここにおける問題は，AS の人たちの選好性が少数派であることによる生活上のハンディキャップといった方がよいように思われる。

IV. 選好性と共感

　米田らは，AS の人がとる行動を記述した文（AS 文）と，定型発達の人

がとる行動を記述した文（TD 文）を同数提示し，それぞれの文に対して記述された行動が自分に当てはまるか（自己判断課題），文の主語である人物の行動が自分と似ているか（他者判断課題）を判断してもらい，それぞれの判断時の脳活動を機能的磁気共鳴画像法（fMRI）を用いて撮像した。定型発達の人たちでは，TD 文の自己判断および他者判断時に腹内側前頭前野が活動した。これに対して AS の人たちでは，AS 文の自己判断および他者判断時に腹内側前頭前野が活動したのである[13]。

米田らはこのデータを「他者が感じるように自身も感じること」[14] と定義される共感との関連で考察している[15]。従来，AS の人たちは，他者に対して共感をもちにくいと説明されてきた。しかし，定型発達の人たちが TD 文に対して自己判断および他者判断した時と，AS の人たちが AS 文に対して自己判断および他者判断した時とで，同じ脳の部位が活動したという結果が得られたことから，AS の人は他者全般に共感をもちにくいのではなく，AS の他者に対しては共感的な反応を示している可能性がある。

この研究では，各課題に対して「自分に当てはまる」あるいは「自分と似ている」と反応した反応率を比較したデータが示されている。それによると，TD 文に対する反応率は定型発達の人たちより AS の人たちの方が有意に低かったが，AS 文に対する反応率は AS の人たちより定型発達の人たちの方が有意に低かった。AS の人たちは，TD 文，AS 文ともに 40％台の反応率で差がなかったのに対し，定型発達の人たちは TD 文に対しては 70％台の反応率を示した一方で AS 文に対する反応率は 20％弱しかなかった。すなわち，AS の人たちは相手によらず半分程度の共感を示したのに対して，定型発達の人たちは定型発達同士での共感の高さと AS の人に対する共感の低さとの乖離が著しかった。定型発達の視点のみで構成された課題で優劣を競うと機能が劣るように見えていたものが，AS の視点も含めた複合的な課題を設定したことによって，優劣でなく選好性の差異として捉え直すことができた可能性がある。

最も共感が低かったのが AS 文に対する定型発達の人たちの反応だったという結果は，きわめて興味深い。これまで AS の人たちは，「心の理論」課題などの結果から「他者の気持ちを理解する能力が低い」と捉えられていた。しかしそれは，定型発達の人たちの気持ちを理解する能力が定型発達の人たち同士よりも低いだけであったのかもしれない。逆に，日常臨床では，「自分たちの気持ちを定型発達の人たちに理解してもらえない」と訴える AS の人たちが実に多い。このデータは，そのような臨床経験を裏付けるものであった。

　AS の人たちからみると，周囲には定型発達の人たちが多く，定型発達の人たちの視点で作られた社会関係で固められている。日常的にそのような環境の中で育ち生活することによって，AS 的選好性のみならず定型発達的選好性にもある程度の共感を身につけている可能性がある。一方，定型発達の人たちの多くは，周囲に AS の人たちが存在しないか，仮に存在していてもそうとは気づいていない。したがって，AS 的選好性を知る機会がほとんどないために，共感のしようがないのかもしれない。これはまさに，AS を疾患モデルではなくマイノリティ・モデルで見るべきであることを示しているのではないだろうか？　人種，民族，性的志向など，マイノリティの問題に共通するのは，マイノリティの人たちがマジョリティについて知っているほどには，マジョリティの人たちはマイノリティのことを知らない，ということである。AS の社会的困難の少なくとも一部は，マイノリティ問題として扱ってよいと思われる。

V. 選好性と対人関係

　人が誰かと共に何かの活動をするときには，その活動自体が主目的である場合と，活動を通じて相手との関係を構築すること，さらには関係を維持することが主目的である場合とがある。誰かと映画を観に行くときを思い描くと，映画を観ること自体が主たる目的という場合と，映画を一緒に

観に行くことで相手との関係を深めることが主たる目的という場合とがあることはわかるであろう。

会話でも同様である。症例Bは，会話とは情報を伝え合うためのものであると認識していた。一般の人たちが話題を単なる対人関係を保つための手段と考えていたことに，Bは違和感を覚えた。ASの人たちは，時候の挨拶などに時間をかけるよりも，さっさと本題に入ることを好む。筆者が関わっている当事者の余暇活動グループでは，共通して興味のある話題に関する会話が尽きない反面，それ以外の話題は一切出ない。初対面の人たちの多い集団では，アイスブレイクなどと称して簡単なゲームを行いながら自己紹介を行うことがある。しかしASの人たちの趣味サークルの初回に，スゴロク形式で駒の進んだところに書かれた「好きな食べ物は？」「血液型は？」などの質問に答えて自己紹介させることを試みたところ，きわめて不評であったという経験が，筆者にはある。早く本題に入りたいのに，呑気にスゴロクなどやっていると時間がもったいない，というのが，ASの論理なのである。このような考え方は選好性に由来するものである。まずは少しずつ関係を深めていくというやり方と，いきなり本題にどっぷりと入り込むというやり方とでは，流儀の差こそあっても優劣はない。

自分の好きな題材に関する会話において，ASの人たちは実に雄弁になる。会話の内容も情報量の多いものである。一方，一般的に対人関係が良いとされる人たちの会話を書きとってみると，意外に内容が希薄であることが少なくない。主婦同士の井戸端会議やサラリーマンの居酒屋での会話などを聞いていると，形式的には相互的かもしれないが，内容は自分の話しかしておらず，同じ話を何度も繰り返していて情報量に乏しいものであることが多い。それでも，会話後は関係を深められた気がして満足するのである。このような会話スタイルの違いも，選好性の違いと捉えるとわかりやすいように思われる。

このような選好性の違いは，視線の分析研究でも示されている。ASの乳幼児が人よりも幾何学図形により長く注視することが指摘されており，

ASの早期発見に活用できる可能性が示唆されている[16]。このことは，対人行動の異常の早期徴候とも捉えられるが，表裏一体をなすように人よりも幾何学図形により高い選好性を示すとも捉えられる。つまり，ASでは出生間もない頃から成人期に至るまで一貫して特有の選好性を示すといえるのである。

VI. 選好性と過剰適応

　何を好きになり何を嫌いになるのかは人それぞれであり，その理由を説明することは難しい。他者の選好性を人為的に操作することは，技術的に困難なだけでなく，倫理的に問題がある。

　筆者は別稿で，症例AやBに共通する生きづらさの要因として「過剰適応」に注目した[7]。ごっこ遊びの嫌いな症例Aは，小学校高学年頃の面接時に「みんなもごっこ遊びは嫌いなんだけれど，保育園ではごっこ遊びをしなきゃいけないから，みんな我慢してやっている。だから私も我慢してやらなければいけないと思っていた」と述べた。他児の多くがごっこ遊びが好きであることに気づいていなかったところは共感の問題といえるが，「みんなも我慢しているのだから自分も」という発想は，まさに過剰適応である。選好性においてマイノリティで，他の子どもたちの多くが好きなことを好きになれず，にも関わらず，他者との違いをまだ認識できずにおり，自らに我慢を義務として課している。そのような生活を幼児期からすでに送らざるを得ないのであれば，いわゆる二次障害が生じてくるのも時間の問題であろう。

　こうした状況は定型発達の人にも当然ある。しかし，他者と選好性において共有できる確率がかなり低いという点で，ASの人たちにとって不利な状況になることが多いため，心理的な苦痛は定型発達の人たちよりもASの人たちの方がはるかに強い。よく学校などで「みんなも我慢して頑張っているのだから，あなたも頑張りなさい」と励まされることがある。

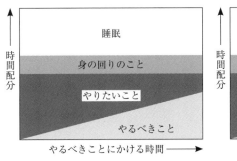

a. 通常の人　　　　　　　　b. 自閉スペクトラムの人

図1 やるべきこととやりたいことの時間配分

　自閉スペクトラムの人は，やりたいことをやる時間について，これ以上は減らせない最低ラインが存在し，そこから先は削れない。やるべきことが増えすぎると，増えた分がストレスになる。そのストレスを発散するために，やりたいことをやる時間のさらなる上積みが必要となる。結果として，やるべきことが増えれば増えるほど，やりたいことをやるのに必要な時間も増え，睡眠時間や身の回りのことをする時間を削ることになる。

　あるいは，ASの人たちが苦手な活動に参加することを免除されると「みんなも我慢しているのにずるい」などと批判されることがある。しかし，ASの人たちにとっては，定型発達の人たちが楽しいと思っていることに日常的に付き合わせられて，我慢して頑張っている時間が圧倒的に長いのである。多数派が楽しい活動だからといって，一部にそれがどうしても好きになれないという人がいることを，決して軽視すべきではない。しかし，わが国の教育システムや会社組織の中には，画一的，全体主義的，同調圧力的な雰囲気が色濃く残る場合があることも事実である。そのような集団に運悪く入れられてしまうことによって，強いストレスや，場合によってはトラウマ体験を重ねてしまい，その結果として深刻な二次障害を生じてしまったASの人たちを，我々はあまりにもたくさん経験してきた。

　生活の中での時間の使い方にも，ASの選好性の特徴が表れることを，筆者は日常の臨床で経験する。それを模式図にしたのが図1である[17)]。睡眠時間や身の回りのことをする時間以外の時間の使い方に注目すると，

仕事のノルマなど，やるべきことが増えていったときに，一般の人はやりたいことをする時間を削っていくのは平気である。やりたいことよりも社会的関係への選好性を優先することに，それほど苦痛を感じないからである。一方，ASの人は，やりたいことをする時間をあるところまでは削れるが，これ以上は削れない一線があり，そこから先を削ることに強いストレスを感じる。ストレスを発散するためには，やりたいことをする時間の上積みが必要となる。結果として，やるべきことが増えれば増えるほど，やりたいことに時間をより費やすようになり，その分だけ睡眠時間や身の回りのことをする時間を削るという悪循環に陥る。

　なかには，そのような悪循環を嫌い，やりたいことを無理に削って仕事をこなすASの人もいる。1日8時間，週5日，きっちり働いて，周囲からも優秀で仕事のできる人と思われている人もいる。しかし，やりたいことを抑圧してやるべきことを優先する状態が長く続くことはまさに過剰適応であり，そのような人がしばしば突如として「何のために生きているのかわからなくなった」などと言って退職し，抑うつ的になってしまうことを経験する。症例Bがフルタイムになってから抑うつ症状が出現した背景には，このようなメカニズムが寄与していた可能性がある。そのような人たちに話を聞くと，「仕事中は，うまくやれているか，上司からちゃんとできていると評価されるかをいつも気にしている。休日もずっと仕事のことを考えていて，全く気が休まらない」といった発言をされることが多い。

　本来，ASの人たちにとって，選好性の高いことはすなわちやりたいことである。しかし，成長するにつれて一部のASの人たちは「社会に適応しなければならない」というこだわりを持つようにもなる。ASの人たちがやりたいことをやりながら社会に適応していく工夫は，本来なら十分に可能である。しかし，成長の過程のなかで「皆と同じことをする」などの外圧が強くかかるなどの理由で，やりたいことを抑圧して社会適応を優先するという価値観を強く身につけすぎてしまった場合，自分の本意ではな

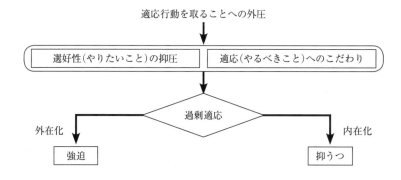

図2 「こだわり→過剰適応→二次障害」の連鎖

　ASの人たちは，本来有する選好性（やりたいこと）に加えて「社会に適応しなければならない」という適応（やるべきこと）へのこだわりを持つようにもなる。「皆と同じことをする」などの外圧が強くかかるなどの理由で，やりたいことを抑圧して社会適応を優先するという価値観を強く身につけすぎてしまった場合，自分の本意ではないやり方で社会適応することを無理に優先させてしまう（過剰適応）。その結果として強い葛藤が生じ，それが外在化すると強迫観念や強迫行為となりやすく，内在化すると抑うつ症状が出現しやすい。

いやり方で社会適応することを無理に優先させてしまう。これが過剰適応である。その結果として強い葛藤が生じ，それが外在化すると強迫観念や強迫行為となりやすく，内在化すると抑うつ症状が出現しやすい（図2）。これが，二次障害が発現するメカニズムの一部をなすと思われる。

Ⅶ. 支援への示唆

　症候の上ではどんなに軽微に見えても，選好性の違いを軽視すべきでない。ASの人たちへの支援に際して，我々はそのことを強く認識しておくべきである。

　たとえば乳幼児期に人よりも幾何学図形に高い選好性を示すASの子どもたちに，人に興味を持つことを強要し過ぎるのは，通常の子どもたちよりも苦痛を強いることになるかもしれない。症例Aは，母親のスキンシッ

プや声かけに対して「何も話さないで見ててくれるのも『好き』っていうことなんだよ」発言した。A は母親のことが大好きだし，一緒に遊ぶことも楽しい。ただし，一般的な母子関係のように言葉の交流やスキンシップが密にあり過ぎるのは，遠慮したい。母親にそばにいてもらい，やや平行遊びのような感じで淡々と過ごす。それが A にとっての「お母さんと一緒に楽しく遊ぶ」という感覚なのである。通常の子どもたちが好む母子のスキンシップとは異なるやり方をより好む AS の子どもたちに，通常のやり方でスキンシップを迫るのは，むしろ侵襲的かもしれない。それを超えて通常と同様の母子関係をとらせようとすることは，過剰適応を強いて，長期的には二次障害のリスクを高める可能性がある[7]。

　AS の人たちの支援で頻繁に行われる視覚的情報や明確な法則性と一貫性のあるルールやスケジュールの提示は，AS の人たちの多くにおいて優位となる選好性の特性に配慮したものであると言える。結果的に同じことを学ぶにしても，自分にとって楽なプロセスで学ぶ方が効率的である。

　AS の人たちの支援方針について，筆者は近年では以下のように考えている。ただでさえ少数派で，自分の選好性を尊重してもらいにくい環境で生活せざるを得ないのであるから，AS の人たちが過剰適応による二次障害を予防して長く健康的に生活を送るには，まずはプライベートタイムを充実させてやりたいことをする時間を確保することを最優先させるべきである。あまりやりたくないことは，自分の人生にとって必要なさそうだと思ったことは潔く全部捨てる。それでもどうしてもやらなくてはならないことだけを少しやる。そのくらいの配慮が必要ではないだろうか。

　今後，AS の人たちの選好性を十分に尊重しながら進めていくべき支援方略の発展の可能性の一つは，余暇活動支援にあるだろう[18]。通常の人たちとしばしば異なる領域に強く関心を抱き，多数派に合わせてその関心を抑圧することで強いストレスを感じる AS の人たちにとって，自分の選好性に沿ってとことんまで邁進できる余暇活動を保障することが，何より重要なのである。筆者らはこれまでに，鉄道などの共通の興味を介した

ASの学齢児同士の仲間関係形成を地域支援活動の中で行ってきた[19]。このような活動が近年では各地で徐々に盛んに行われ始めている。対人関係の構築や維持はむしろ背景であり，徹底的に興味のある題材に関する会話で前景が占められるような対人関係の中で，ASの人たちは実に生き生きと活動し，自分の真の居場所を得たと感想を述べるのである。このような活動拠点の確保が，今後のASの人たちの支援においてきわめて重要な位置を占めることになると思われる。

Ⅷ. おわりに

ASの特性が他覚的にはほんのわずかにしかみられない人において，なお残存する心理特性として，選好性に焦点を当てた。ASの特性が選好性だけですべて説明できると言いたいわけではない。ASの特性が目立つ人の行動特性には，対人行動の機能の低さによって説明できることが多いことも事実である。ただし，他覚的に対人行動の異常が見られないほど軽症だからといって，AS特性が皆無になったという保証もない。そのようなときにASの人たちが感じる不全感や違和感には，選好性の差異で説明できるものが多いのではないかと考えられる。ここにASの特性の一つの典型があると考えてみることは，AS研究を進める鍵概念として興味深いテーマになるように思うのは，筆者だけであろうか？

文献

1) American Psychiatric Association : Diagnostic and Statistical Manual of Mental Disorders, 5th edition (DSM-5). Washington DC : APA, 2013.
2) Kanner, L. : Autistic disturbances of affective contact. Nervous Child, 2 : 217-250, 1943.
3) Asperger, H. : Die autistischen Psychopathen im Kindesalter. Archiv für Psychiatrie und Nervenkrankheiten, 117 : 76-136, 1944.
4) Wing, L. : Asperger's syndrome : a clinical account. Psychological Medicine,

11：115-129, 1981.
5) Wing, L.：The Autistic Spectrum：A Guide for Parents and Professionals. Constable, London, 1996.（久保紘章, 佐々木正美, 清水康夫監訳：自閉症スペクトル―親と専門家のためのガイドブック. 東京書籍, 東京, 1998.）
6) 日本糖尿病学会編著：糖尿病診療ガイドライン 2016. 南江堂, 東京, 2016.
7) 本田秀夫：自閉スペクトラムの人たちにみられる過剰適応的対人関係. 精神科治療学, 33（4）：453-458, 2018.
8) Gould, J.：The Lowe and Costello Symbolic Play Test in socially impaired children. Journal of Autism and Developmental Disorders, 16：199-213, 1986.
9) Jarrold, C., Smith, P., Boucher, J. et al.：Comprehension of pretense in children with autism. Journal of Autism and Developmental Disorders, 24：433-455, 1994.
10) World Health Organization：The ICD-10 Classification of Mental and Behavioural Disorders：Diagnostic Criteria for Research. WHO, Geneva, 1993.
11) American Psychiatric Association: Diagnostic and Statistical Manual of Mental Disorders, 4th ed., Text Revision.（DSM-IV-TR）. APA, Washington, D.C., 2000.
12) 日戸由刈：家族は何をすべきか. 本田秀夫, 日戸由刈編著：アスペルガー症候群のある子どもたちの新キャリア教育, p.36-59, 金子書房, 東京, 2013.
13) Komeda, H., Kosaka, H., Saito, D. N. et al.：Autistic empathy toward autistic others. Social Cognitive and Affective Neuroscience, 10：145-152, 2015.
14) 鹿子木康弘：共感・同上行動の発達的起源. ベビーサイエンス, 13：26-35, 2013.
15) 米田英嗣：自閉スペクトラム児者同士の共感. 自閉スペクトラムの発達科学（日本発達心理学会編, 藤野博, 東條吉邦責任編集）, p.168-176, 新曜社, 東京, 2018.
16) Pierce, K., Conant, D., Hazin, R. et al.：Preference for geometric patterns early in life as a risk factor for autism. Archives in General Psychiatry 68：101-109, 2011.
17) 広野ゆい, 関根礼子, 樋端佑樹, 本田秀夫（司会）：［座談会］大人の発達障害について考える. 精神科治療学, 32：1549-1559, 2017.
18) 加藤浩平：余暇活動支援. 自閉スペクトラムの発達科学（日本発達心理学会編, 藤野博, 東條吉邦責任編集）, p.220-229, 新曜社, 東京, 2018.
19) 日戸由刈, 萬木はるか, 武部正明 他：アスペルガー症候群の学齢児に対する社会参加支援の新しい方略：共通の興味を媒介とした本人同士の仲間関係形成と親のサポート体制づくり. 精神医学, 52：1049-1056, 2010.

知覚過敏性を巡る諸問題

杉山 登志郎

I. 知覚過敏性の不思議

　自閉スペクトラム症（以下ASD）に認められる知覚過敏性は，その存在がカナーによる自閉症の最初の記述から知られていたにも関わらず，診断基準に登場したのは2013年，DSM-5においてである。恐らく1970年代，発達障害としての自閉症が強調される余りその体験世界への考慮が世界レベルで薄れたためなのではないか。知覚過敏性がいかに自閉症者を苦しめているのか，またそれがいかに本質的な問題であるのかが明らかになったのは，1990年代になって当事者の回想や自伝が出揃ってからであった。そもそも自閉症児がなぜ人を避けるのかというその最初の記述からの謎に，明確な答えが与えられたのはペンポラッド[1]によるジェリーの回想によってである。彼は述べる。幼児期は耐えがたい騒音と耐えがたい異臭に満ちていて，何もかも怖く，母親すら怖かったと。怖いから人を避けるのである。

　知覚過敏性は不思議な現象である。知覚の異常による疾患特異性は，大方のASD用の尺度の特異度を上回る[2]。しかし現在までのところ，その病理仮説はいろいろ提示されているが，解明までには至っていない。治療という側面からすると知覚過敏性は極めて難治性の問題であり，臨床医を悩ませてきた。

知覚過敏性とは何かという問題について，本人の体験世界の成立にそって，考察を行うことが必要である。今日，精神病理学（体験世界に関する科学[3]）は一部の好事家を除き，ほぼ顧みられなくなっている感がある。しかし精神科医療における治療は薬物療法を含めて，実は極めて特殊な形の対人関係に他ならない。治療を行おうとする相手の人の体験世界を知らずにどうやって凸凹を抱えた人と治療的に関わることができるのだろう。動物学者にして自閉症者，テンプル・グランディン[4]は，動物精神医学を扱った自著の中で次のように言う。「近年動物の研究は実験室で行われた科学的検証可能な資料のみが尊重されるようになっているが，フィールドワークの裏付けを行わない限り，とんでもない過ちを犯すことが多々ある。なぜなら生きている動物とは複雑系であるのだから」と。人の精神機能こそ究極の複雑系である。精神病理学の欠如こそ，ASDの病因仮説がはしなくも極端から極端にコロコロと変わり，当事者とその家族とを悩ませてきた所以ではないだろうか。さらにこれだけ広汎なグループについて「科学的」な検討を行うとなると，何を比較しているのかを明らかにする必要がある。例えば社会性の障害とは一体何をさしているのか。実はこのような基本的な検討の不足こそ，これまでの研究の妨げになってきたのではないかと筆者は考える。さらにこれまでの精神病理学研究においても筆者は注文がある。しばしば横断的な症状について検討が限局され，発達的な視点を欠くことである。これが極端になると治療という視点を余り含まない記述学に留まる。すると臨床にほとんど役立たない無用物となる。

　児童精神医学において，この欠点を補完する目的で，最近発展してきた科学が発達精神病理学[5]である。発達精神病理学は，発達に沿った病理（精神症状）の展開を解明する。リスク因子となる要因を明らかにし，さらにその相互関係を解明することを目的としている。この作業によって初めて，介入および予防の可能性が明確になる。これは，多因子モデルによる疾患（発達障害の大多数が含まれる）の代表である慢性の身体病を例としてあげれば分かりやすいだろう。例えば両親に糖尿病があり，糖尿病のリスク

が高い成人を考えてみよう。この人に肥満が加わると，糖尿病発症のリスクが増大することが実証されているので，糖尿病の予防には肥満の防止が有効であると分かる。また肥満と循環器障害を元々素因体質として持つ児童に対して，肥満，喫煙，高血圧などの要因が働くと将来の循環器疾患の危険性は高くなることも科学的なデータがあり実証されている。するとこの場合には，肥満の予防，禁煙，さらに血圧のコントロールなどが，循環器疾患の発症予防対策になるわけである。このような因子相互の関係が分かれば，リスク因子を減らすために，どの様な介入を行うべきかという指針を作ることが可能になる。子どもにカテゴリー診断を当てはめたときに，しばしば生じるのが異型連続性（heterotypic continuity[6]）と呼ばれる現象である。一人の子どもが，カテゴリー診断を渡り歩く，あるいはいくつもの診断基準を満たすという現象である。これは二重に治療を危うくする要因となる。ひとつは発達障害の存在に気付かれなかった場合，著しく対応を誤るということ，ひとつは発達障害の存在に気付いていても，目の前の併存症を基盤となる発達障害の発達的展開の中で捉えないと，正しい対応を取ることが出来ないということ。後述するように，ASDに多彩に認められる併存症は，一般の精神科疾患とは異なった要素を持つものが多く，当然，治療的対応も工夫を要するのである。

　この小論では知覚過敏性という現象を，発達精神病理学による視点から検討を行うが，本論に入る前に，さらに言及が必要なことがひとつある。このような作業において，もっとも価値が高い資料は当事者の手記に他ならないが，今回筆者はドナ・ウィリアムズの手記は資料として用いない。その理由は彼女が激しい虐待を受けているからである。発達障害とトラウマの複雑な絡み合いに関して，筆者はこの数年間検討を続けてきた[7]。彼女の様々な特徴が，どこまでが発達凸凹から来ていて，どこまでが被虐待から来ているのか判然としないのである。

II. 知覚過敏性の発達精神病理

　発達的にASDの社会性の発達の遅れをたどってみると，特に養育者との双方向のやりとりの苦手さが挙げられる。これをもたらすものはASDの共同注視の遅れ[8]と，知覚過敏性である。共同注視の苦手さは，ミラーニューロン（他者の動作を見たときに，自分の脳内で，同一の動作の運動野に発火が生じる現象）の発達の弱さが背後にあると考えられてきた[9]。共同注視の弱さと過敏性と，このどちらが一義的なのだろう。健常な乳児は，2カ月児で人の声とそれ以外を既に識別している。乳児は自動的に，人間が出す情報に引きつけられる強い指向性を有している。自閉症の場合，この機能の働きが不十分である。これは対人的な情報という側面において，ミラーニューロンの弱さと共通点を持っている。その結果，自閉症においては，雑多な情報がすべて等価的に流れ込んでしまう。「幼児期の自分の脳は調整のきかないマイクロフォンの様で，すべての音が大音量で鳴り響いていた」とテンプル・グランディン[10]は述べている。このグランディンの言葉が示す状況は，既に結果としての知覚過敏性の成立後の状況であるが，恐らく対人的情報をめぐるフィルター機能の少しばかりの弱さが，複雑な諸症状の出発点なのだろう。

　このわずかなずれが乳幼児期の発達の中で拡大をして行く。まず愛着形成の遅れが生じる。それと同時に言葉機能における共通体験としての言葉の働きが弱い傾向が生まれる。言葉が共同注視や，愛着形成の中の共同体験の中から養育者と共有される形で生まれるのでない限り，言葉の働きは指示機能が中心になり，言葉の間主観的機能，すなわち共通体験としての言葉の機能が弱くなってしまう。この過程を言い換えると，定型発達児において，物の認知は他者（養育者）との共有の中からはじまり，次第に自己意識と共に，世界に広がる事物の言葉を通しての物の分節化（言葉によって対象が固定され切り取られる働き）が，そのような他者との共通の体験

として成立して行くが，ASD児においては知覚された物がそのままの形で，共有された言葉の分節化抜きに認識されるという特殊な形を取る。

　この様な病理がなぜ知覚過敏性につながって行くのだろう。滝川[11]は知覚過敏性について「意味や約束（つまり養育者と共通の事物の文節概念）を通した認識的な世界をとらえる働きのおくれのために，感覚・知覚によってのみ認知的に世界をとらえるというプリミティブ（本来的）な体験様式が残され，さらにこの認識的なとらえのおくれを感覚的なとらえによって補完・代償するため，感覚・知覚を通して直に世界をとらえるわざがさらに磨かれてゆく」と述べる（括弧内筆者補足）。意味や約束を通した認識とは，共通の文化言語的な文節概念を用いた認知のことである。またプリミティブな体験様式とは，先に述べた前言語的な物の分節がなされないそのままの認知に他ならない。また滝川は「不安が高いことが，このような過敏な知覚をさらに高め，悪循環を作る」と指摘する。

　筆者はかつて自閉症の精神病理の中核を，表象との心理的距離の欠如としてまとめた[12]。上記のような，他者との共通の言葉による分節化から始まるのではない認知様式が，認知対象への直の認知，すなわち距離のない認知になることは当然である。さらに指摘したいのは，このような認知様式の場合，先に少し触れたように自己意識の析出が遅れることである。安永のファントム理論[13]を用いてこの病態を述べれば，（A）Bというパターンの逆転が生じる。説明を加えれば，Aは主我，Bは対象である。一般的な認識では必ず主我があって，対象の認識という形になる。デカルトの「我思う故に我あり」である。これを基本的なパターンと呼び，A＞Bと安永は記している。しかしASDの場合，上記の発達過程の中で自己意識の析出が遅れるため，認知対象が主我を覆うように，主我に取り込まれるようにして認知される。この状況を著者は，表象との距離の欠如と述べているのである。しかし重ねて，なぜこれが過敏性につながるのか。

　前言語的未分節な認識がどのように体験されるのかについての非常に優れた描写はサルトルの「嘔吐」体験である[14]。サルトルは語る。「マロニ

エの根はちょうどベンチの下のところで深く大地に突き刺さっていた。それが根というものだということはもはや私の意識になかった。……たった一人で私は，まったく生のままのその黒々と節くれ立った，恐ろしい塊に面と向かって座っていた」。

　恐らく，言語による共通体験および文化的概念化というクッションを欠いた体験そのものが，「すべての音が大音量で鳴り響く」恐ろしい体験になりやすいのであろう。物が物自体として概念を挟まずに，すなわち心理的余裕や距離を持たずに認識されるとなると，これはかなり大変な状況である。例えばわれわれがペットボトルを見たときに，「ペットボトル」という概念による認識をし，すぐにそこに慣れが生じる。これはすべての事物において同じである。花も，木も，犬も，人も，山も……だが直の認識ではこのような概念化されたペットボトルは存在しない。理論的には100本のペットボトルがあれば，100本とも異なった存在であることは理解できる。直の認識の場合，個々のASD児における共有性のない独自の認知パターンがそれぞれ個別に作られるため，一般的な概念化された事物の世界よりもはるかに厳密な認知様式で世界がとらえられることになる。さらに不安が高い中で，その個人にとって個別の同じものを求めるようになる。これは認知の発達に従って，物，状況，順序などに展開するこだわり行動としてあらわれ，これがまた周囲の状況との間に摩擦を作り，さらに不安を高め，悪循環を強めることになる。

　加えてもうひとつの要素がある。ASD独自の記憶の病理であるタイムスリップ現象[15]である。表象との心理的距離の欠如は記憶表象にも生じる。その背後はやはりパターンの逆転があるのであろう。記憶表象が過去のものとして心理的距離を保つためには，自己意識の成立が必要不可欠であるのだから。こうしてASD児において，過去の記憶表象は現在の認知表象に割り込むようにして心理的距離を持たないまま体験され，ASD独自のフラッシュバックであるタイムスリップ現象が生じる。タイムスリップは楽しい記憶にも生じるが，たまたまある記憶表象が極めて不快な体験

と結び付いた場合には，その場面の記憶に結び付いた認知表象によって，その不快体験の再体験が生じることになる。筆者が経験したある事例を紹介する。扇風機が立っているのを見るとパニックを生じる ASD 児がいた。詳しく彼の状況を確認すると，擦過音に対する嫌悪反応が著しいことが明らかになった。恐らくあるときに立った扇風機がこの嫌悪音を出したのであろう。その場面がタイムスリップの場面となり，彼は立った扇風機を見るだけでパニックになるのである。ちなみに彼は扇風機が寝ていればパニックは生じないのであった。このように，引き金となるものの認知のみによって，過去の別の不快体験が再現される。こうして知覚過敏性は心理的な引き金による再体験というトラウマのフラッシュバックに大変よく似た状況を作り出すのである。

III. ASD の精神病理と ASD の併存症状

　ASD は多彩な併存症状を有するものの，健常者に認められる典型的な精神疾患とは形は似ていても異なった要素を有する。それらをいくつか取り上げてみると，逆に ASD の精神病理の特徴が浮き上がる。
　ひとつは性自己同一性の問題である[12]。ASD 児が自己とは反対の性にあこがれ，服装や言葉遣いなどをそれに沿ってそろえるなど，自己の性の違和感を訴えることは希ではない。これは幼児期から散見され，学童期，青年期にもしばしば認められる。ところがこのような児童のフォローをして行くと容易に元に戻る。中学生年齢にずっと女性になることにこだわっていた ASD 男児が，男性向けのバイトの方が，時間給が高いと知り，男性として働きだした途端にこれまでの女性としてのこだわりを捨ててしまう。さらに逆に，男性になることにこだわっていた ASD 女児が，たまたま学校の制服が似合うと褒められた途端に，あっさり趣旨替えをしてしまう。一般的な性違和感に比べると，なんともゆるいのをしばしば目にする。これは他者との違いという自己への違和感が引き起こした自己同一性の混

乱のひとつとして，性の違和感が生じているのに過ぎないからなのであろう。この性違和感の中心は自己意識の核を欠くことから生じていることが容易に推察できる。

　もうひとつは解離である。ASDにしばしば解離は認められ，また逆に知覚過敏性への対抗として，解離を用いた感覚遮断を用いている高機能者が存在する[16]。多重人格も認められるが，この場合，記憶の断裂が見られないことが特徴である。つまりASDの場合，解離障壁が堅固になって人格のスイッチに伴う健忘が生じるということが見られない。このようなASDの多重人格の成り立ちを見ると，おおむね他者をそっくり取り入れてその様に振る舞っているのが見て取れる。極めて希なことではなく，例えばいじめられ続けてきたASD青年が，いじめ加害の当事者に突然にスイッチして暴れ出すといったこともあれば，非常に適応が良いASD女性が，理想的な女性と彼女が考えた友人をそっくり取り込むこともある。これもまた自己意識の不確実さを背後に持っている。

　強迫性障害もしばしば認められるが，元々のこだわり行動やチックとの連続性があるため，厳密に診断をすると，それほど多いものではない。われわれの調査では，強迫性障害の併存は416名中15名（3.6%）と比較的少なかった[17]。この15名中，気分障害を併存するものが10名（67%）を占めており両者の関連が示唆された。契機としては学校，職場への不適応で全体の8割を占めていたが，強迫の現れ方として，現在の不適応からファンタジー内容や知覚過敏性に関わる事柄などの不安が強まり強迫性障害という形を取るもの（われわれは現在不安型と命名した）と，比較的適応が良い青年で，予測不可能な未来に対しどのようにして対応すれば良いのかという問題に強烈な不安を抱き強迫性障害の形を取るもの（未来不安型と命名）とに分けられた。治療はいずれもfluvoxamineの少量を中心とする薬物療法と精神療法で数年以内に軽快するものが多かった。このように，強迫性障害においても，ASDの基盤を配慮した上で，他者への巻き込みを作らないなどの対応を行った場合，一般的な強迫性障害に比べ，容易に

軽快を得ることが可能である。このような所にこそ，発達精神病理学が生きるのである。

　最後に統合失調症である。青年期に至った知的に高いASDが統合失調症の諸症状を呈することは希ではない。ところがこれらの青年を，年月を掛けてフォローして行くと，筆者の経験した限りでは，その全員が数年以内に急激な改善を示し，事実として抗精神病薬の継続的な服薬が必要であったものは皆無であった[18]。生物学的な研究からは，多因子遺伝における遺伝的変異の相当部分が自閉症と統合失調症とでは重なることが指摘され[19] ASDと軽度の統合失調症とは重なり合うという見解もある[20]。しかしこのような議論を読む度に筆者は頭を抱えてしまう。この研究の対象は本当に厳密に診断をされているのか。何を統合失調症と診断し，何を自閉症，ASDと診断しているのか。いくら多数の尺度をもって識別を行ったとしても，横断的な症状診断のみで，これらの病態の鑑別は不可能であると言わざるを得ない。従来の統合失調症診断の患者の中には，発達障害およびトラウマ系の解離性幻覚の症例が混入しており，厳密な研究のためには，もう一度きちんとした（発達）精神病理学による検討が実は必要なのである。

　筆者自身は現在，カテゴリー診断的にはASDに統合失調症が併存することは多々あり得るが，ASDに統合失調症が生じることは滅多に起きず，むしろなぜ生じないのかということを精神病理学的に検討してみることが必要なのではないかと考えている。筆者の仮説としては，自己意識を含む世界認知のあり方が健常者とは少しだけ違うために，神田橋（條治）が脳の心身症と述べた悪循環が生じないからなのではないかと考えているのだが。

　これらの一連の臨床研究というフィールドワークから浮かび上がってくるものは，ASDに認められる併存症の場合，形のみ（カテゴリー診断によって）精神科疾患の形を取っていても，その発達精神病理学的な検討からは異なった構造が示され，その方が治療の上では重要な要点となること

である。

IV. ASDの精神病理を踏まえた知覚過敏性への対応

このような知覚過敏性の精神病理をふまえた上で，知覚過敏性の克服のために，何が必要なのであろうか。

何よりも第一に，迫害的な体験を軽減させることである。激しい叱責，無理な療育など，ASD児の不安を高めるだけで過敏性をさらに強めてしまう。恐らく幼児期早期からの関わりによって，養育者との共有された体験をASD児にいくらかでも拡げることが可能であれば，過敏性の問題はすべてではないにせよ，いささかなりとも軽減されるのではないか。実際にそのような実践もこれまでに行われてきた。

第二に，言語機能の発達によって，言葉の共同体験としての働きがASD児においても獲得されるようになると，事物の認知はその衝撃性を著しく減らすのではないかと考えられる。普通，小学校中学年前後は神経の剪定が終了し，神経伝達速度が速くなる時期である。この時期は，愛着形成の深化が認められ，さらに心の理論を通過する時期に重なる。

第三は，解離の活用である。意識状態を変えるという作業によって過敏な知覚を遮断するという特殊技術を有するASD者が存在する。先述のように，恐らく自己意識の不確かさは，解離を容易にするのではないかと考えられる。

第四に，不安の軽減であるが，ここに薬物療法も有効なのであろう。ただし，不安の軽減ということからすぐに思い浮かぶ抗不安薬は，意識状態を下げるだけで無効なことが多い。ごく少量の抗精神病薬，フラッシュバックを軽減させる漢方薬，気分の上下を防ぐしごく少量の炭酸リチウムなどが有効である[21]。さらに生活リズムや睡眠の確保である。生活リズムが乱れ，睡眠不足でイライラした状態が続く限り，ほぼすべての状態の改善は不可能である。

知覚過敏性に基づく様々な特徴は，ASD当事者にとって辛い体験になりやすいことは言を俟たない。だが知覚過敏性はすべて好ましくない症状に過ぎないのだろうか。井筒俊彦は名著，『意識と本質』[22]の中で，サルトルの嘔吐を取り上げた。言語的分節化を失った認識は，様々な東洋の宗教，哲学において，様々な修行を通して，言語という極めて強力なとらわれ（仏教的な言い方で言えば妄念）から意識を切り離す体験を作り上げたとき，嘔吐反応ではなく，より深い認識や意識，世界の在り方につながって行くことを指摘する。例えば禅，例えば宋儒の静坐など。井筒が指摘するように，言語による分節化は，一部に深層意識に食い込むまでの強い力を持っており，世界のより正しい姿を見るためには，時間のかかる修行をしばしば必要とする。ASDにおいてこの強力な共通言語による制約が弱いところから，世界認識が始まり，さらに知覚過敏性の問題が生じているのであれば，逆にそれを活用することも可能なのではないか。

　そのひとつの実践をテンプル・グランディンが示している。彼女にとって言葉はすべて視覚映像からの翻訳であるという。彼女は人の共通概念に縛られないで様々な世界を見ることができる。彼女は例えば牛の体験世界を，馬の体験世界をたどることができる。人の視線では無視をされやすく，しかし牛や馬をひどく緊張させ怯えさせるものが様々に存在する。それらをグランディンは的確に把握し，動物の視線を通して牧場を設計している。するとそれが優れたものにならないはずはないであろう。

　知覚過敏性自体に関しても，活用は可能ではないだろうか。ソムリエ，香水士，触覚による厚さの判定，打診による亀裂の判定など，極めて微妙な五官の判断に頼らざるを得ない作業は様々にある。もちろん，知覚過敏性が悪循環を形成する不安に満ちた状態は，マイナスのみが際立つことになる。逆に安心が十分に確保された中であれば，この過敏性の活用も可能になるのだろう。知覚過敏性を敵視するのは誤っていると考える。ASDの療育の中で，言語による概念把握の制約がいくらか弱く，そこからいつでも自由になることができるという特性，そして過敏性という生来の凸凹

の活用方法を探る発想が必要とされる。

V. 発達障害の精神病理学とは

　発達障害の精神病理学に関する一連の研究が発表されることは，発達障害を長年専門にしてきた児童精神科医としてまずは歓迎である。だが同時に大きな危惧も覚える。精神病理学が長年にわたって，大きな謎であった統合失調症の理解と解明を目指して構築されてきた。この統合失調症の精神病理学的研究の中に，実は発達障害の誤診例が混入していたというのは，今日ではもはや定説になっている。

　これまで統合失調症を扱ってきた成人を対象として臨床を行っていた精神科医がASDをはじめとする発達障害の精神病理学に取り組むときに，一児童精神科医から見ると，統合失調症への従来の研究方法を未だに引きずっているのではないかと首を捻ることが多々ある。何よりも横断的な症状を重視しすぎることである。子どもは発達をして行く存在である。さらに人は成人に至ったからと行ってその変化を止めるわけではない。その様な一連の発達の中で起きる様々な育ちの中での多様な要因を考慮した上で，その人に何が生じているのかという解析が必要である。そうでなくては精神病理学という人間学が治療の上で役立つものとならない。特に大多数のASDは「少し変わった普通の人；normal variant」であり，筆者から見たときに人間という存在のひとつのあり方に過ぎない。その変わった所の解析は，その人となりのあり方の理解のために必要であると考えるが，ASDの持つ認知特性は実はマイナス面と同等かそれ以上にプラス面も存在する凸凹であり，決して病気ではない。プラス面があるからこそ，増えることが可能なのである。もしASDの認知特性がマイナス面だけであったなら，遺伝的素因の大きさや，社会性の苦手さというその一義的な特徴から減るはずである。そしてASDの個人の持つその凸凹のあり方すら，刻一刻と移り行くものである。

文献

1) Bemporad, J. R. : Adult recollections of a formerly autisic child. Journal of Autism and Childhood Schizophrenia, 9：179-197, 1979.
2) 平島太郎：Sensory Profile 日本語版開発における標準化の過程. 児童青年精神医学とその近接領域, 57（1）：60-66, 2016.
3) 笠原嘉：精神病理学の役割. 臨床精神病理, 8：195-203, 1987.
4) Grandhin, T. & Johson, C. : Animal Make Us Human. Mariner Books, 2010.（中尾ゆかり訳：動物が幸せを感じるとき. ＮＨＫ出版, 東京, 2011.）
5) Rutter, M. : Child and adolescent psychiatry：past scientific achievements and challenges for the future. European Journal of Child and Adolescent Psychiatry, 19（9）：689-703, 2010.
6) Finsaas, M. C., Bufferd, S. J., Dougherty, L. R. et al.：Preschool psychiatric disorders：homotypic and heterotypic continuity through middle childhood and early adolescence. Psychological Medicine, 16（1）：1-10, 2018.
7) 杉山登志郎：発達障害とトラウマ. 発達障害医学の進歩 vol.28（杉山登志郎編）, p.1-14, 診断と治療社, 東京, 2016.
8) Baron-Cohen, S., Cox, A., Baird, G. et al.：Psychological markers in the detection of autism in infancy in a large population. British Journal of Psychiatry, 168：158-163, 1996.
9) Dapretto, M., Davies, M. S., Pfeifer, J. H. et al.：Understanding emotions in others：mirror neuron dysfunction in children with autism spectrum disorders. Nature Neuroscience, 9（1）：28-30, 2006.
10) グランディン, T. : 自閉症の体験世界. 発達障害研究, 21（4）：279-283, 2000.
11) 滝川一廣：子どものための精神医学. 医学書院, 東京, 2017.
12) 杉山登志郎：自閉症の体験世界―高機能自閉症の臨床研究から. 小児の精神と神経, 40（2）：88-100, 2000.
13) 安永浩：分裂病の論理学的精神病理―ファントム空間論. 医学書院, 東京, 1977.
14) Sartre, J.-P. : La nausea. Gallimard, Paris, 1938.（白井浩司訳：嘔吐（サルトル全集）. 人文書院, 東京, 1955.）
15) 杉山登志郎：自閉症に見られる特異な記憶想起現象―自閉症の time slip 現象. 精神神経学雑誌, 96（4）：281-297, 1994.
16) 杉山登志郎, 海野千畝子, 浅井朋子：広汎性発達障害にみられる解離性障害の検討. 小児の精神と神経, 43（2）：113-120, 2003.
17) 内田志保, 杉山登志郎：広汎性発達障害の児童青年に認められた併存症としての強迫性障害に関する検討. 小児の精神と神経, 48（1）：49-58, 2008.
18) 杉山登志郎：発達障害から発達凸凹へ. 児童青年期精神医学とその近接領域,

53（3）：220-229, 2012.
19) King, B. H., Lord, C.：Is schizophrenia on the autism spectrum?. Brain Research, 1380：34-41, 2011.
20) 黒木俊秀：DSMにおける発達的視点. 臨床心理学, 18（2）：153-157, 2018.
21) 杉山登志郎：発達障害の薬物療法. 岩崎学術出版社, 東京, 2015.
22) 井筒俊彦：意識と本質. 岩波書店, 東京, 1983.

第Ⅲ部

第7章　差異と同一性
　　　　──ドゥルーズ的変奏によるASDの精神病理
　　　　　　　　　　　　　　　　　　　　　　　　　内海 健

第8章　猫を抱いて象と泳げ
　　　　盤下の世界との共生可能性
　　　　　　　　　　　　　　　　　　　　　　　　　福本 修

第9章　自閉症スペクトラム障害の思春期,統合失調症の発症
　　　　──インファンティアと言語活動
　　　　　　　　　　　　　　　　　　　　　　　　　鈴木 國文

第Ⅲ部 イントロダクション

鈴木 國文

　第Ⅲ部には，精神病理学らしさ，あるいは精神分析らしさが前景に出ている論文を3篇集めた。もちろん，精神病理らしさとは何か，精神分析らしさとは何か，その点については議論のあるところである。ここではただ，この3編はいずれも，それなりに心の準備をして読み進んでいただかないと，通常の医学論文とはやや異なる筆致に戸惑いを覚えるかもしれないという意味で，「らしさ」という言葉を使った。論立てそのものがいわゆる「経験科学」のそれとは違うのだ。しかも，3篇がそれぞれ，異なるアプローチをもっている。

　第7章，内海の『差異と同一性――ドゥルーズ的変奏によるASDの精神病理』では，目まぐるしく変化する世界，無限の差異を含んだ世界を前に，いかにして同一性という「フィクション」が打ち立てられるのかという問いが問われている。おそらく，この問いは，自閉症スペクトラムの病理の根幹に触れる問題なのであろう。ここでの議論は，第Ⅰ部の全ての論文が提示している問題と――そしておそらくは第Ⅱ部の議論とも――強く呼応している。射程の深い問いが立てられているのだ。それでいて，ここでの論考は，多くの臨床例を出発点としているためか，日常臨床の問題意識との連接も難しくない。精緻な文章で著者が紡ぎだす地平へと分け入っていくなら，読者は必ずや手応えのある気づきへと導かれると思う。

第8章，福本の『猫を抱いて象と泳げ　盤下の世界との共生可能性』は，精神分析的な視点から書かれた論考である。しかし，著者も冒頭で書いているように，精神分析的論考の治療上の精神分析らしさ，つまり分析面接の展開はこの論文では割愛されている。論を精神病理学的な課題へと結ぶためである。ここで問われているのは，精神分析的な視点から見た「鑑別診断」の問題であり，扱われる症例は，表面的には自閉症スペクトラムには含まれないように見えながら，治療が進むうちに自閉症スペクトラムの特徴をもっていることが明らかになる，そういう一群である。今日の精神分析理論がこれらの症例を前にどう論を組み立て，どのような姿勢で対応するのか，いくつかの症例記述を通して，そのことを読みとることができる，貴重な論考である。

　第9章，鈴木の『自閉症スペクトラム障害の思春期，統合失調症の発症——インファンティアと言語活動』では，ASDの人たちの「言語との出会い」が取り上げられている。彼らが特異な言語使用を示すことはこれまでもしばしば論じられてきた。しかし，この問題を「言語との出会い」という視点から論じた論考はない。これはとりわけ哲学的議論を必要とする問題領域なのである。ここでは，彼らの言語活動の特徴について，イタリアの哲学者アガンベンのインファンティア（言葉のない状態）に関する論考，つまり「言語との出会い」を1回限りのものではなく，言表行為の度に繰り返されるものとして捉える考え方に添って論が展開される。言表行為と主体の生起との関係，そして，それと発達という問題との関わり，さらには自閉症スペクトラムの人々にとって思春期がとりわけ難しい時期であるのはなぜか，そうした問題を言語活動という視点から問うための前提的な考察と位置づけていただければと思う。著者としては，哲学的な論考の詳細よりも，問いの在り処を正確に読み取っていただければうれしい。

第7章 差異と同一性
―― ドゥルーズ的変奏による ASD の精神病理

内海 健

I．はじめに

　われわれの世界は同一性を基盤としている。それは世のいとなみにとって必要な，ミニマムの条件である。同一性なくして，われわれの経験は成り立たないように思われる。

　だが，経験のなりゆく流れのなかに身を浸してみよう。目の前に繰りひろげられる事象は変転してやまない。朝の陽光の中，庭先に立ち，視野を可能なかぎり広げてみる。すると，木々の輪郭がぼやけはじめる。光は散乱し，色彩は時々刻々移り変わる。そのうちに，貧相だった庭は，モネの画布に変貌し，同一性は拡散していく。

　同一性とは生成の停止した様相である。それは事象の流れに小休止を刻む。そのとき私は我に返る。覚醒した私は，こうした静止画のような断面の中に経験を落とし込む。

　同一性とは理念であり，フィクションにすぎない。およそ世界の中で，何一つとして同じものとしてとどまるものはない。だが，たしかにフィクションにすぎないのであるが，しかしそれは経験を構成する契機として，経験そのものの中に入り込んでいる。

　大まかに素描するなら，ASD（自閉症スペクトラム）はこうした同一性を原理とした世のいとなみの手前にいる。そこは差異のうごめく世界であ

る。その中で，彼らの経験はどのようにして構成されるのだろうか。この問題を探究するためには，われわれの中の同一性をゆすぶり，経験のモードを広げてみる必要があるだろう。

差異をその固有性において追究した思想家としてジル・ドゥルーズがいる。彼はすでにその思索の歩みの初期から，スキゾフレニアへのシンパシーを示し，のちにはガタリとともに「器官なき身体」などのスキゾ的なコンセプトを提出した。だが，私のみるところ，ドゥルーズの哲学は，むしろ超越論的なものの衰微を反映した ASD の精神病理と響き合う[注1]。

本稿では，ドゥルーズがその主著『差異と反復』[1]で展開した同一性と差異を転倒の試みを手がかりにしつつ，ASD の精神病理を展開してみたいと思う。

II. 表情の操作診断

差異と同一性がとどまることなくせめぎ合う場が，日常のいたるところで明滅している。それは「顔」である。ASD の精神病理は，ある意味，そこに集約されているといっても過言ではない。

他方，顔は定型者にとっても，一筋縄ではいかない事象である。われわれは，あたりまえのように，人前で素顔を晒して生活しているが，それはごく最近のことである。かつて人々は，そこに禍々しいものを感じ取っていたのではないだろうか。顔という現象は，ASD 者と定型者の世界を隔てるものであると同時に，理解のための機縁ともなりうる。

手始めに ASD の当事者，藤家寛子の一節を引用しよう。

注1) ドゥルーズの「スキゾ」概念がむしろ自閉症に近いものであることを指摘したものとしては次の論考がある．志紀島啓：ドゥルーズ：最も潜在的な自閉症――「スキゾ」概念の再検討．日本病跡学雑誌91: 31-45, 2016

表1 「怒る」と「不機嫌」

怒る	視線が交わらない。口角が著しく下がる。頬の筋肉が少しも動かない。これ以上ないくらい低く喋る。「声」を発しないようにもなる。
不機嫌	顔の筋肉の動き自体は「怒る」に似かよっているけど、視線は交わる。ただし度々目を反らせ、どこを見ているか分からない。口は固く結んでいることが多い。普段よりやや低めの「声」を発する。

「不機嫌」は，私にとって本当に理解しにくいものだわ。大抵の人は，「不機嫌である」ことにひどく疑問を感じないだろうと思うの。だけど，私は「不機嫌な気持ち」自体を今まで知らなかったの。「怒る」にも「戸惑い」にも当てはまらない。だけど何だかイヤな気持ちを「不機嫌」と呼ぶと知らなかったの！[2]

ここにみられるのは，かつてホブソン[3]がASDの基本障害とした「感情の読み取りの困難」である。藤家はそれに対して，感情を顔の形態によって識別するという方法を考案し，「怒る」と「不機嫌」を対比して示している。まとめると表1のようになる。

藤家の採ったタクティクスは示唆に富んでいる。感情の問題は，こうしたクライテリアの作成とその適用，すなわち「操作診断」によって，さばくことが可能である。このような代償は，ASDの女性例ではしばしばみられ，むしろ人の心を読むのに長けているようにさえみえる事例もある。

ただし，彼女たちは，感情を命名し，分類することはできても，腑に落ちていない。感情のクオリアが実感できていないのである。この苦悩は，操作診断によっては解消されない。

「感情」の手前には「情動」がある。本来，情動とは伝播するものであり，人をゆすぶる[注2]。そこで自分の身に触発された感覚が認知されると，それが感情になる[4]。ASDは情動の水準では，それが人間臭くないものであるなら，定型者以上に鋭敏に感知する場合がある。ただし，感情につ

表2 ダーウィン『人及び動物の表情について』[5)]

> 1) 驚愕は眼や口を大きく開き，眉を昂げて表はされますか。
> 2) 恥ぢは，皮膚の色に於て見得らるゝとすれば，赤面を起させますか。特に其潮紅は身體のどれ程下部迄及びますか。
> 3) 人が憤激し又は挑戰する時には，眉を顰め，身體や頭部を立て，肩を怒らせ，拳を握りますか。

いては全般に疎い。

　藤家の技法がぎこちなく，不自然なものに感じられるのは，定型者と異なるということだけではない。われわれが，たとえば証人喚問などで，判断した理由を問い詰められた時，どのような理屈を持ち出すかを考えてみよう。彼女の代償の仕方に似ていないだろうか。それゆえ誤りとは言えないのだが，それだけに奇妙な違和感が残る。

　たしかに相手の感情は，その表情やしぐさを通して伝わってくる。そこに何の変化も萌さないときには，推測はできても，感じることはできないだろう。だが，表情は感情の記号でもなければ，伝達のための道具でもない。表情は感情の「メディウム」である。われわれは表情に巻き込まれ，そこに内在して，感情を感じ取る。両者は不即不離の関係にある。

　ところが，いつのまにか，われわれはメディウムの向こう側に，本物の感情があると思い込む。たとえばダーウィンがアフリカ原住民の習慣を調査した際に，現地のスタッフに依頼した質問票をみてみよう（表2）。

　実際の調査票は17項目からなるが，いずれにしても，あたかも表情やしぐさとは別のところに，「驚愕」，「恥ぢ」，「憤激」といった感情が存在することが想定されている。表情は，感情という原本を再現代理するもの

注2) スピノザでは，この伝播（ゆすぶること）がアフェクトゥス（affectus）である。参考：Spinoza, B.：Ethica, 1678（畠中尚志訳：『エチカ―倫理学』（上）（下）．岩波文庫，東京，1951．），箭内匡：イメージの人類学．せりか書房，東京，2018.

という位置に甘んじる。

　ドゥルーズはこうした〈モデル／コピー〉というヒエラルキーを「表象 représentation」の構造として取り出す。藤家の感情の操作診断は，この構図が可能ならしめたものである。もしも異星人に遭遇したなら，われわれも彼女のやり方を踏襲するに違いない。

　顔はその向こうに，その真実を宿している前哨である。本心はその裏側に隠されている。われわれは実際にそう思い込んでいる。しかし本当は，隠すべきものなど何もないのである。隠されているのは，隠すものなど何もないというフェイクである。顔は顔それ自身との差異である。

III．「表象」という擬制

　表情は刻々変化する。めまぐるしく動き，うつろいゆき，定まるところを知らない。顔はまさに差異の蠢く場である。それによって触発され，われわれは相手の「感情」を認知する。だが，人は表情を表象に落とし込み，その向こう側に，「生の感情」というご本尊，すなわちモデルを設定する。

　われわれは同じ名称で呼ばれる感情が，私と他人で一致しているかどうか知るべくもない。そもそも同じであるとも異なっているとも言えないのである。しかしどういうわけか，感情は顔の表情やしぐさといった生成の現場から離反し，「怒り」や「不機嫌」といった同一性の中にくくられる。表象のシステムによって，規定されるのである。

　表象とは同一性の原理である。この体制のもとで，差異は，同一性という公準からの偏移にすぎないものとなる。ドゥルーズが告発するのは，こうした同一性による差異の抑圧であり，両者の主従関係である。彼にとって，差異とは同一性によって規定されるものはない。むしろ差異こそが先行し，生成の結果として同一性が産出されるのである。

　ドゥルーズは，différent/ciation という表記によって差異のもつ2つの様相を示す[1]。différentiation（差異化，微分）とは，未分化な状態で力

がひしめく生成のプロセスを指す。他方，différenciation（分化）とは，プロセスが収束して組織化された状態のことである。それぞれ「こと」と「もの」，「生成」と「存在」と言い換えることができる。

　ドゥルーズはまた，それぞれの差異のとらえ方を，impliquer/expliquer という対によって表わす[1]。Impliquer とは差異のうごめくプロセスに内在し，その中に含みこまれている意味を感じ取ることである。他方, expliquer とは，襞（pli）を押し広げることであり，そこに光を当て，明確に象ろうとするものである。そこでは動きは捨象される。

　感情とは，本来，表情の動きの中に感じ取られるもの，impliquer されるものである。それがわれわれにクオリアをもたらす。他方，expliquer の働きの方は，表情をコード化し，感情を表象の体系の中にとりこむ。

IV. 顔の無気味さ

　ASD 者は顔という現象を苦手とする。そこに精神病理が集約されていると言っても過言ではない。
　顔とは本来誰にとっても無気味なものである。間近で向き合えば，すぐにでもわかるだろう。われわれはその無気味さを，表象によってコード化し，経験可能なものにかたどる。顔はペルソナに落とし込まれる。それは生成の一区切りした様相である。
　顔という現象のもつ無気味さには2つの様相がある。ひとつは顔に内在する強度であり，今ひとつは，デリダやレヴィナスが示したような，他者としての外部性である。これは現代思想における差異の代表的な2つのモードであり，ドゥルーズがかかわるのはもっぱら前者である[6]。
　顔とは差異の蠢く場である。表情とはこの動きによって形成されるものであり，この動きの中で感情が表現され，そしてこちらに伝わってくる。感情はこの差異の蠢きに内在しているのであり，それ自体として存在しているのではない[注3]。

表情のなかから生成する感情は，そこに巻き込まれないと実感できない。そうした内在的に立ち上がるものが「強度」と呼ばれるものである。傍観していてはかたわらを通り過ぎる。

顔は一見，眼や鼻などのいくつかのパーツから成り立っているかのように思われる。しかし各パーツにわけると，表情はたちまち消滅する。1つ入れ替えただけで別人になる。顔という現象は，そのパーツの集合をはみ出す。

　　　藤家は，ある時までダルビッシュ有と常盤貴子が同一人物だと思い込んでいたという。内側の眉のラインがまったく同じだからということである[7]。

このように，ASD者はしばしばパーツの形の同一性を手掛かりに人物を同定している。いわれてみれば，このふたりは似ていなくもない。だが，似ていることと同一であることはまったく異なる。

通常，定型者は部分が同一であるから全体が似ているとは感じない。似ていると感じるときには，部分は見ていない。部分認知が優位なASD者には，似ているという感覚が起こりにくいのだろう。意外な取り合わせに気づくと，なぜか笑いがこみあげてくる[注4]。似ている者同士は，何らかのクライテリア，つまりは外部の尺度によって似ているとされるのではない。ウィトゲンシュタインが「家族類似性 family resemblances」[8]と呼んだものはこれに近い。

注3) もちろん，感情を表に出さないことはよくあることである。これは顔が文化的な表象のシステムに組み込まれているからである。その場合でも，当人の中には内臓感覚的なものが生じている。

注4) 参考までに筆者の経験を挙げると，宮澤喜一と増田明美，マリア・カラスとモハメド・アリと五代目三遊亭円楽など。

顔はその個々のパーツの集合には還元されない。他方，顔のある特徴の中に，その人物らしさが集約されることがある。たとえばカラヤンの鷲鼻やカフカの尖った耳，あるいはダリのわざとらしい口髭などは，いかにもその人らしさを象徴しているように感じられる。ただし，この場合，鼻や耳や口髭だけを取り出しても，その人物と同定されるわけではない。顔というシステム全体が，ある局所になだれ込み，そこに集約されているのである。

　こうした特性を利用したのが似顔絵である。似顔絵は人物をそのまま写したものではない。それならば写真で事足りる。岡崎乾二郎によれば，似顔絵のコツは下手に書くことであるという。誇張や省略などのデフォルメが，表情の強度を取り押さえる手法として駆使される。

　　かつて某週刊誌に読者が投稿した似顔絵（山藤章二選）が連載されていた。中でも筆者の印象に残っているのが，読売巨人軍に入団したばかりの原辰徳である。清潔感あふれる白い前歯が，マウスピースのように前景に出た笑顔が描かれていて，それだけですぐに彼とわかった。前歯のまぶしさ以外はほとんど記憶に残っていない。眼は省略されており，その他のパーツもあったかどうか覚えていない。しかし歯並びだけで，いかにも当時のプロ野球選手に似つかぬ，さわやかで，そしていくらかひ弱な印象を与える彼を表わすには十分だった。

　このようにみるとき，われわれは表情を，それがもつ強度的なものを縮減することによって把握していることがわかる。

V. 変化の中の強度

　表情は絶えず変化する。原辰徳といえどもいつも笑っているわけではない。そして強度は変化という差異の中に感じ取られるものである。ドゥルー

ズが差異（différence）を微分（différentiation）に引き付けたことも，そのことを物語っている。

強度の例としてしばしば引き合いに出されるのがメロディーである。メロディーもまた，それを構成する各パーツにわけることはできない。そしてその中の一音でも変われば，メロディー全体が変わる。というより，まったく別のメロディーになる。

表情もがらりと変わる。ぼんやりした顔も，いつ何時豹変するともかぎらない。こうした変化こそ，表情を表情たらしめている。強度は，変化＝差異の緊張を潜在的にはらんでいる。

それにしても，われわれは顔の変化に内在する差異をどのように感じ取っているのだろう。それはいつも認識の手をすり抜けていく。だが，まったく張りついた顔が眼の前に現われたなら，われわれは戸惑う。緊張病の，硬く，そして凝固したような表情は，逆説的にいつなんどき噴出するともかぎらない力がみなぎっている。あるいは底なし沼のような空虚を感じさせることもある。自閉症児にかかわろうとしたときには，そこに私の顔は映し出されず，困惑する。こちらだけがぎこちないまま，取り残される。

そして写真の逆説がある。ともすれば，われわれは顔写真に対して違和感をもつ。自分のポートレートをみて，「これは写りが悪い」「こんな変な顔はしていない」「本物はもっといい男だ」などと平気で口にする。真実を突き付けられていながら，無駄な抵抗をしている。だが，たしかに悪あがきなのだが，この違和感には理由がないわけではない。それは瞬間の切り取りによって，表情にあるはずの微分的なものが姿をくらますことに由来している。

　　写真が発明されたのは1827年であるが，このテクノロジーの出現は，絵画に大きな脅威を与えた。それから約半世紀後に第1回の印象派展が開催されることになる。彼らの作品は，写真によって失われた微分，$\varDelta$成分を画布のなかで取り戻す試みという解釈も可能である[9]。

このように表情には変化がこめられている。定型者にはそれは織り込み済みである。では，ASD者には変化に内在する強度が感じられないのだろうか。藤家の例にみるように，人の顔がわからない，感情というものがわからないという事例は多い。だが，わからないというのは，端的に感じられないからとはかぎらない。むしろ，定型者のように強度が縮減されず，それゆえに体験に落とし込めぬまま，表現しようもない何かにさらされている可能性は否定できない。

　たとえば他者から自分に向けられるまなざしに関して，ASDは一般に気づきにくい。視線が合わなかったり，相手が自分に話しかけていることがわからないというようなふるまいが一般的である。他方，不意にまなざしを浴びてパニックになることがある。小児例ではしばしばみられる。青年期では，他者という存在に気づき始め，一転して人にみられていることに過敏になるという事例化のパターンがある。

　顔の表情は，パーツの集合に還元されない全体の布置と，たえざる変化によって表現される。前者は空間的，後者は時間的な強度に対応する。ASDがとりわけ困難を覚えるのは，変化の中で出現する強度である。

　われわれが「ざわめき」，「ひしめき」，「うごめき」といった言葉で大域的にくくり出す変化を，彼らはもっとミクロなレベルで浴びているのかもしれない。そしてそこに出来する微分的強度にさらされているのかもしれないのだ。

強度の宥め方1――習慣

　ひるがえって，では定型者はいかにしてこうした感覚の強度を宥めているのだろうか。

　身も蓋もないような回答だが，それは「慣れ」によってである。慣れとは，流動し変転してやまない感覚から差異を抜き取ることである。それによって，ゆく川の流れも，うつりかわる空模様も，そして人のおもざしも，

第7章　差異と同一性——ドゥルーズ的変奏による ASD の精神病理　143

ひとつの経験としてまとまりあがる。習慣が形成されることによって，われわれの経験は知覚的な安定性を獲得する。ではどうやって慣れるのだろうか。

　ドゥルーズはヒュームの経験論を論じる中で，「習慣はつねに経験に後続するが，経験に依存しない」[10]という。習慣は繰り返すことによって漫然と形成されるものではない。厳密に考えれば，そのつど反復される感覚は，どれひとつとして同じものはない。それゆえ本来，交換を受け付けないはずである。習慣は，この交換不可能なものから，「何か新しいもの，すなわち差異を抜き取る」[11]ことで成立する。

　たとえば浜辺で寄せては返す波を聞いているとする。物理的には，ミクロな音の粒子がいたるところで沸き立っている。どれひとつとして同じものはない。だがそれが取り集められ，そして「波の音」としてまとまりあがる。打ち寄せる波もまた，どれひとつとして同じものはない。そのたびごとに形も音も異なる。だがわれわれは繰り返し打ち寄せる波の音を，パターンとして把握する。さらには「潮騒」といったような美しい用語にまとめあげる。

　　ドゥルーズはライプニッツの微細知覚（petite perception）に関する議論に注目している[12]。ライプニッツはデカルトの「明晰かつ判明」（clair et distinct）という認識にかんする真理の公準を批判し，「明晰かつ混沌」（clair et confus）と「判明かつ曖昧」（distinct et ambigu）という対を提示した。
　　波の喩えで説明してみよう。後者は，一つ一つのミクロな単位の波動が鼓膜を震わせるが，全体として形をなさない。たえず微細に変化し，流動している。それに対して，前者は，全体としてくっきりまとまりあがっている。だが，音としては濁っており，ざわめいている。あえて割り振るなら，前者（clair et confus）は知覚，後者（distinct et ambigu）は感覚の様式である。通常，経験は後者から前者へ移り

行き，強度は縮減される。

ドゥルーズのいうように，習慣は経験に後続するが，経験に依存していない。波のさざめきは，個々の粒子の音が取り集められただけではまとまりあがらない。その際，何かが付け加わって，全体的なまとまりを構成するのではない。差異が差し引かれるのである。だが，単に差し引かれたままではなく，そこに経験を超えたもの立ち上がる。

われわれは，明日も太陽は昇るだろうと思う。そういう信念（blief）をもっている。あまりにも当たり前すぎて，信念などというと，何か大仰に過ぎるのではないかとさえ思う。しかしこの信念は，経験的事実からは得られない。確かに今日は太陽が昇った。昨日も，一昨日も登った。与えられているのは，あくまでそれだけのことである。明日，太陽が昇る保証はどこにもない。

ヒューム[13]は，因果関係の形成を，事象の恒常的連接（Aが起これば，いつも引き続いてBが起きること）が観察されることに求めた。だが，何度同じパターンが繰り返されようと，因果は蓋然的なものにとどまる。結局，ヒュームは，因果の必然性の説明を「心の決定」にゆだねた。主観的なものを持ち込まざるを得なかったのである。つまり経験論を徹底するかぎり，因果律は与えられない。同様に，明日も太陽が昇るという信念は，経験的事実だけでは語れないのである。これについてドゥルーズは，「われわれは自分たちに与えられるより以上のことを語り，経験という所与を超え出てしまっている」[14]という。

太陽が明日も昇ると思っているわれわれは，経験という所与を超え出てしまっている。この超え出たもの，経験を基礎づけるものを「超越論的」という。それは経験の可能性の条件である。

強度の宥め方2――ASDのタクティクス

　われわれは超越論的なものによって，感覚の強度を宥める。そして事象を大域的に，おおまかに把握し，知覚的な安定にもたらす。

　たとえば，ふと，聞きなれぬ物音が耳に入る。一瞬，意識は宙づりになる。やがて私は「ああ，これは波の音だ」と気づく。それでこころの波立ちが治まることもあれば，さまざまな連想がつむぎだされることもある。さっきまでなぜ気がつかなかったのだろうか。しばらく読書に夢中になっていたからではないだろうか。それにしても，いつもより心をかきたてるように響くのはなぜだろう。もしかしたら風が出て来たのではないだろうか。そういえば沖合には白波が立っているようにもみえる。低気圧が近づいてきているのだろうか……。こうして意識は綿々として流れていく。

　ざわめきが「波の音」に落とし込まれた時点で，私は人心地つく。この場合，「波の音」ということばが，超越論的機能を果たしている。感覚は知覚へと束ねられ，さらにことばに収束する。そして，いったんことばが被せられると，事象についての思考が可能になる。

　多少図式的になるが，ASD者は，こうした超越論的機能が作動しないまま，その手前で感覚的な強度にさらされている。とりあえずそのように想定してみよう。

　顔の表情は，海よりもはるかに変化に富む。あらゆる事象の中で，もっとも強度の高いものである。そうした現象に対して，彼らはどのように対処しているのだろうか。ひとつは，まったくわからないものとして，注意を向けないということがあるだろう。かつてサリヴァン[15]が「選択的非注意」selective inattentionとよんだ方略である。

　今ひとつは，藤家の例にみるように，強引なコード化という手法がある。これは表情に限らず，対人的な事象に対して，ASDがしばしば採用する方法である。その際，単純な原理で割り切っていくというやり方がとられやすい。たとえば行動の指針として，損得勘定やPC（political correctness）など，人の評価については，地位，肩書，収入などが杓子定規に採用される。

　　ある総理大臣経験者は，もっぱら学歴だけで人を判断したことで知られている。まず東大出身であるかどうか，次に法学部かいなか，そして最後に現役か浪人かといったスクリーニングが，初対面のたびに行われていたという。

　　55歳男性。病院の診療部門のチーフ。つねづねコメディカル・スタッフからは，「自分たちは人間扱いされていない」という不満がきかれていた。そもそもまったく彼らの話に聞く耳をもたないとのことである。おおきくうなずき，相槌をすることもあるが，目をみれば聞いていないことは歴然としており，かえって馬鹿にされたように感じられる。横暴なふるまいはなく，病院の規則は遵守している。医師法などもよく読んでおり，時々それをもちだしては後進に注意を与える。
　　吝嗇であることでも院内で有名であり，宴会ではかならず割り勘にする。あるとき，部署の忘年会で会費を均一にしたところ，看護師長からクレームを受け，飛び上がるほど驚いた。それ以降，師長と話すときには，腰を低くし，敬語を使うようになった。

こうした対処は，定型者からはいかにも生硬で，ぎこちなくみえる。まちがっているとはいえないが，どこか割り切れなさを覚える。昂然と主張されれば抗いにくい場合も多い。だが，屈服しがたいものが残る。それはおそらく，出来合いのものを道具として使っているような不自然さを受けるからだろう。言い換えるなら，生きた理屈となっていない。しかし，当事者にしてみれば，それは生きる術にほかならない。超越論的機能の代理として機能しているのである。
　もうひとつの対処ならぬ対処としては，変化を楽しんだり面白がったり

するということがある．つまり変化の中に出現する強度が脅威にならない場合である．これは人間以外の事象であれば，よくあることである．ドナ・ウィリアムス[16]のように，瞬きをして，視野に現われる色や光の移ろいに没頭したり，教室で，日がな一日，窓から雲の流れをみていたりするのは，ASDにはよくみられることである．鉱物，植物，動物までは，安心して楽しむことができる．ところが人間となると，そうはいかなくなる．

他方，アスペルガー[17]が指摘したように，アスペルガー障害の子どもたちは，悪さをして教師が怒るのを楽しむような性癖がある．だが，これは怒るという対人的反応を引き出しているのではない．変化を面白がっているのである．たとえば禿をからかわれた年寄りが，頭から湯気がでるかのごとく怒り心頭に発するのは，笑いの定番である．ご本人には悪いが，見ていて面白いものである．アスペルガーは，少年たちにこうした行動をやめさせるには，反応しないことであると教唆している．叱っても彼らはやめることはない．ますます増長する．ところが反応するのをやめてみると，つまらなくなってやめるのである．

こうした少年たちが，ある時，単なる面白い反応だったと思っていたものが，対人的態度，それも自分に向けられたものだと気づいたとき，一種のカタストロフにみまわれることになる．

VI. 言語のシステム的回路

藤家が案出した表情のコード化は，感情の操作診断である．われわれがそれを不自然なものと感じるのは，「怒る」であれ，「不機嫌であれ」，たとえ適切に名づけることができたとしても，そこに彼女の実感が伴われていないからだろう．つまり不機嫌な他者の表情が自分の中に喚起してくる情緒，すなわちempathyがないようにみえるからである．

他者から伝播し，何らかの特有の内臓感覚を呼び起こすものを，われわれはそのさまざまな質感に応じて命名する．あるいは，自分の中に沸き起

こる感覚に名前を与える。それは他者から教わったからである。幼き頃，たとえば母から，「あなた，なんだか不機嫌ねえ」「ママは今機嫌がよくないの」「お父さんは最近どうも機嫌が悪くて困るわ」などといわれながら，情動に名前があることを学ぶのである。こうして正体のわからない情動の強度は縮減され，「不機嫌」という感情に収まる。

　ただ，それだけではまだ十分ではない。さらにこの「不機嫌」が，やりとりの中で使えるようになる必要がある。そのうえで初めて，われわれは感情というものを知ったことになる。

　たとえば，「あなた，なんだか不機嫌ね」ならば，
　「そんなことないよう」
　「うそおっしゃい」
であるとか，「ママは今機嫌がよくないの」ならば，
　「どうしたの，ママ」
　「ううん，なんとなく。心配かけてごめんね」
であるとか，「お父さんは最近どうも機嫌が悪くて困るわ」
　「どうしたのかなあ」
　「知らないわ。でもボクのせいじゃないのよ」
　など。

　こうして会話が回っていくことによって，われわれは感情を習得していく。「不機嫌」の意味は，最初から確定されているのではない。使用するなかで，人々の間を循環する中で，象られていくのである。その使い方が妥当なものかどうかの基準は，辞書的な定義や文法と一致することではない。やりとりが継続するかどうかで決まる。

　私の「不機嫌」と他人の「不機嫌」が一致しているのかどうかは，意味のレベルでも，感覚のレベルでも，確認しようがない。一致しているとも，していないとも言う事はできないのである。そもそも原理的にできない。しかしそれでも機能するのが，言語というシステムである。

　では，自分自身にかぎっていえば，自分の中に沸き起こった情動はまぎ

れもなく「不機嫌」であると言えるのだろうか。社会的な文脈では，もちろん一人称特権なるものは尊重されなければならない。当人が「不機嫌だ」と言えば，「そうなのだ」と認めないわけにもいかない。だが，そもそも，その一人称特権自体が，言語によって与えられたものなのである。言語によって分節・構造化されることによって，主語が設定され，情動はそこに帰属することになる。同様に，他人から伝播してきた情動もまた，私ではなく，他人に帰属することになる。

さらに，言語のもつ不透明性は，私の情動がプライベートなものであるという錯覚を与える。実際には，この私秘性は，ことばの介在によってもたらされた直接的な伝達の不可能性が与えた効果である。私の感情が他人に直接伝わることもなく，また私は他人の感情を直に知る由もない。「不機嫌」ということばによって，われわれは通じ合えたように思い込むのだが，それは言語のもたらした離隔の与える幻想なのである。完全なコミュニケーションの不可能性が，コミュニケーションの可能性の条件となっている。

Ⅶ. Sympathy と Empathy

では言語化される手前にある情動はどうなのだろうか。それこそ，私自身に直接感じられるものではないだろうか。だが，言語の不透明性は，私と他者の間よりも，まずは私自身の中に差異を生み出す。言語の介在によって，私は直接自分の情動にアクセスすることができない。

では私には「生の感情」がないということになるのだろうか。そうだとすれば，日常的な実感と乖離している。

しかし，経験の証言に耳を傾けてみよう。感情がその強度を増し，リアルになればなるほど，それを感じているはずの私は背後に退く。すなわち「我を忘れる」のである。私は自分の感情，というより私をとらえた情動の流れに押し流され，その渦の中に溶解していく。激しい怒りに我を見失

うこともあれば，世界が歓びに溢れることも，空が哀しみに満ちることもある。そして祝祭のなかのエクスタシー（忘我），瞑想の中の静寂（捨我）。そこでは自己のような鈍重なもの，我のような野暮なものは余計である。情動は，その極限において，非人称となる。

　情動は伝播する性格をもつ。伝播するということは，一応，発信源はある。だが，伝達するというよりも，直接的に，そして無媒介に伝わってくる。震源地が明らかな場合もあれば，集団のなかでの語らいや集会では，不明瞭なこともある。さらにはどこからどこへというベクトルも不明になる。

　つまり情動は，その原型において，志向性をもたない。送り手と受け手が明瞭に分節されない。仮に分節されていたとしても，共振する。つまり，同じものが伝播される。というより，同じ情動の中に浸されるのである。人が悲しめば，私も悲しむ。喜べば，私も愉快になり，うかれだす。情動はまた，身体的なもの，内臓的なものである。本来は言語とは別の回路をもっている。ことばというよりは，叫びであり，うめき声であり，身体を揺すぶるような笑いである。

　情動がことばに分節されると感情になる。そして伝播は間接的なものとなる。帰属する主体が明確になり，送り手と受け手が分かたれ，志向性をもつ。相手が悲しめば，その悲しみがそのまま伝わるわけではない。「彼女は悲しんでいる」という認知が起きる。そしてさまざまな考えや感情が浮かぶことになる。「一体，何があったんだろう」「やれ困ったな」「私がさっき言ったことがよくなかったのだろうか」「どうしてあげたらいいだろう」「そうだ，まず共感してあげなければ」等々。

　もちろん，悲しんでいる相手を前にすれば，自分の中にも，相手を浸している情動が伝わってきている。しかし，存外，そちらに注意は向かない。共振は後景に退き，応答する姿勢が発動する。われわれが共感と呼ぶものの多くは，こういったものである。

　フリス[18]は共感をsympathyとempathyの2つに分類している。前者

表3 Sympathy と Empathy

Sympathy	情動	伝播　相似	志向性なし	言語の手前
Empathy	感情	反転　応答	志向性あり	言語的に分節

はここでいう情動，後者は感情にかかわるものである。Frith によると，それぞれ本能的 instinctive と志向的 intentional なものであるとされる。ここで両者を対比しておく（表3）。

 ASD の場合，もちろん empathy は苦手である。他者からやってくる志向性に気づきにくいのであり，かりにそれに気づいた時には，混乱をまねく。折り返して応答するということになると，一層むずかしい。

 他方，sympathy は，むしろ定型者よりも鋭敏であり，相手に共振していることがしばしばある。われわれが empathy を介してしか感じることができない情動に浸されている。ちょうどエコラリアのように，折り返されることなく，そのまま伝染する。

　　21歳女性。友達数人でとカフェで話していたところ，彼女の知人のことが話題になった。家に帰ってから，雰囲気に流されて，思ってもいないことを言ってしまったことに気づき，泣き崩れた。

 さりげないエピソードであり，定型者でもよくあることのようにみえる。だが，彼女は友達に合わせるためであるとか，嫌われないためにという理由で付和雷同したのではない。そのときの場を浸していた情動に飲み込まれたのであり，そこには利害得失を計算する自分はいない。綾屋ら[19]の当事者研究の中にも，他人がいかにも障害者をみるような態度をしていると，それが自分にも伝染し，同じようなふるまいが数日間続いたというエピソードが書かれている。

 ある自閉症児は，茶碗が割れたのをみて，にわかに泣き出した。母親が

「どうしたの？」とたずねたところ，「お茶碗がかわいそう」と答えた。この場合，情動の場は自分ではなくお茶碗にある。ある意味，理想的な共感であるともいえる。

VIII. システム論的変奏

　言語行為の中で，情動は感情に転化し，他人と自分が分節する。そして自分の内面が生まれ，感情はいずれかの主体に帰属する。すなわち，感情はコミュニケーションの中で生成する。

　ではコミュニケーションとはどのようなものなのか。ルーマン[20]はそれを〈伝達〉と〈情報〉の差異がつねに観察されるものとして特徴づけた[注5]。そしてそれがシステムとなるのは，次のコミュニケーションへと接続され，生成していくことである。ここではこの定義を踏襲しよう。

　〈伝達〉というのは，送り手が受け手を指定し，ある内容（＝〈情報〉）を送るということである。つまり志向性であり，志向性を伝えることである。それゆえ，情動はコミュニケーションの「システム」には入らない。ルーマンの用語では，システムの「環境」になる[注6]。

　ところで，感情のコミュニケーションには，ある重要な特性がある。それは〈情報〉が〈伝達〉そのものの中に含まれているということである。

注5) 厳密にいうなら，ルーマンは，コミュニケーションを「伝達」と「情報」に加えて「理解」の3層の選択過程が結合したものと定義している。しかしさしあたり重要なのは，「伝達」と「情報」の差異が認められることであり，この差異の認識を「理解」ととらえることもできる。

注6)「システム」と「環境」の区分は，第二世代システム理論にとって中心的主題である。両者を分かつのは複雑性である。複雑性とは，要素および要素間の関係の多様度のことであり，システムは環境より複雑性が小さい。本論の文脈では，感情の方が情動より複雑性が小さいことになる。参考：大澤真幸：社会システムの生成．p.20-21, 弘文堂，東京，2015.

たとえば,怒りはトーンや調律やリズムの中に籠められている。「私は怒っている」と抑揚なくフラットに呟いても,感情は伝わらない。

他方,〈伝達〉に含まれた感情は,受け手の側では〈情報〉になる。怒鳴られたりすれば,冷静に受け取る余裕はないが,相手が怒っていることは情報としても与えられる。伝達の志向性（誰から誰に送られているかということ）もまた情報となり,送り手と受け手が,受け手の中で分節される。

そして受け手は応答する。この場合も字面だけでは伝わらない。謝罪にせよ,慰めにせよ,〈伝達〉というふるまいによって伝わる。たとえことばを発しなくとも,それは〈伝達〉である。相手はそれを無視とも,あるいは反省とも受け止めるだろう。いずれにしても,自分の怒りが伝わったことを実感する。それで気がすむ場合もあれば,火に油を注がれたようになることもあろう。あるいはやりすぎたと反省することもあるだろう。

重要なのは,応答が返ってきて,発端者は自分の気持ちが相手に伝わったことがわかるということである。その時,応答という相手からの〈伝達〉は,たとえば「謝罪」という〈情報〉にもなる。それが与え返されない時,コミュニケーションは切断され,発端者はシステムの外側で,情動の渦にとらわれたままとなる。

　　ASD者と定型者の間で,しばしばコミュニケーションは切断する。その多くは〈伝達〉という志向性がASD者に伝わらないことによる。とりわけ気持ちについて,定型者は取り残されたままになり,不満が残る。「ちゃんと聞いていない」「無視していやがる」と感じがちである。やむからぬことかもしれないが,気をつけなければならないのは,ムキになりやすいということである。それで増幅した気持ちは,なお一層,ASD者には伝わらない。そしてさらにムキになるという悪循環がある。つい強いまなざしを向けることにもなる。あるいは,伝達から取り残された情動が,わけのわからぬものとしてASD者をゆす

ぶり，パニックに陥れてしまうことにもなる。家庭，学校，職場のいたるところで，そうした不幸が起きている。

他方，ASD者には〈伝達〉の成分が少ない。定型者には気持ちがこもっていないものとして感じられる。ASD者が上位者の場合，それはしばしば抗いがたいご託宣のように受け止められる。言った方にはそうした意図はないのだが，感情が感じられないだけに，絶対服従しなければならぬような恐さがある。実際，ASD者の中では，それ以外の可能性はない「事実」であることもまた確かである。

コミュニケーションの回路のなかで，情動は概念によって束ねられ，感情としてコード化される。その概念は，使用されることによって紡ぎだされる。やりとりのなかで，その意味が析出する。そして経験の可能性の条件となる。言い換えるなら，言語がシステムとして作動し，コミュニケーションが回っているというプラクシス自体が，超越論的な機能をはたす[21]。それ以上の遡及はできない。現に通用してしまっているから，通用しているのである。

これではトートロジーに他ならない。だが，これはウィトゲンシュタインが最終的に"Eben!"(「ともかくも！」)[22]とうめき声をあげざるをえなかった，経験の地盤なのである。

IX. 発達論的局面

われわれにとって，言語のシステムはすでに作動している。生まれ落ちた赤子は，いずれこの回路の中に入っていくことになる。

母親と乳児の間では，まず模倣による交感が行われる[23]。母は乳児の情動を模倣し，乳児は母の情動を模倣する。乳児の微笑みをみれば，おもわず笑いがこみあげてくる。ルーマンの意味では，これはコミュニケーションではない。なぜなら〈伝達〉と〈情報〉が分化していないからである。「伝

播」であり，sympathyである。自閉症児にもこのチャンネルは開かれている。母が笑えば笑い，目をみては喜ぶ。この段階では，自閉症児にとって顔は脅威となっていない。

乳児の泣き声は，母親の情動のチャンネルをゆすぶる。そしてそれに応じた行動にいざなわれる。勘のよい母親なら，タイミングよく，過不足ない対応を与え返すだろう。〈伝達〉と〈情報〉はまだ分節されていない。これほどまでに養育者を動かすものがありながら，人類は言語というものを発明したのである。

やまだ[24]によると，すでに9カ月の段階で，乳児は泣くことを手段として使い始めるという。母親の出方を待ったり，状況に応じて泣き方を変える。目的が達せられると，すぐに泣きやむ。ここにはすでに〈伝達〉と〈情報〉が分化する萌芽がみられる。母親は，乳児の泣き声を，何かを伝達しているものと感じ，彼女なりに読み取り，解釈する。そして行動で与え返す。乳児は母からの応答（伝達）で，自分の泣き声の意味（情報）を受け取る。

こうして形成されるコミュニケーションの回路の中に，ASDの乳児は入れなかったのだろう。彼らがそこに入る際に障害となるのは，志向性である。言い換えるなら，相手から自分に向かってくるベクトルである。これは視線において最も顕著にみられる。コミュニケーションの局面では伝達そのものに含まれている。志向性のもつ強度は，素通りされるか，さもなくば，パニックを引き起こす。

感情もまた志向性をもつ。だが，彼らはそれが差し向けられても，そのことがよくわからない。かりに何かが起こっていることが分かったとしても，そこに含まれる志向性，つまりは〈伝達〉を〈情報〉に落とし込めない。叱られたり，いやがらせをされたりしても，それを「叱責」であるとか，「いじめ」だと認識できない。とりわけわかりにくいのは，好意であるとか，愛情のようなものである。しばしば正体不明なものに取り憑かれたような恐怖を引き起こす。混乱がひどくなると，境界例的な事例化をす

ることもある。

　感情にかぎらず，コミュニケーションは，単に情報の移動ではない。第一義的には伝達という行為である。自分に向けられたものを，伝達として気づき，行為を情報として理解することである。ことばを投げかけた側は，相手がそれを行為として受けとってくれたとき，受け手を主体として実感するだろう。ASD者はこの回路からドロップアウトしている。

X．再び顔について

　情動は顔の中で表情に象られ，感情として相手に差し向けられる。この構図は，ことばをメディウムとした場合と同じである。だが，表情はことばよりも，はるかに直接的に相手をゆすぶる。情動の伝播し浸透する力を背後にたずさえている。向けられた側は，身体的な，あるいは内臓的なレベルで感応する。

　ただ，表情もまた〈伝達〉と〈情報〉に分節されるという点で，コミュニケーションとしての要件を備えている。というのも，定型者にとって，表情は言語化されているからである。文化固有の様式で構造化され，ことばを割り当てられている。

　他方，この回路の中に入ることのできないASD者にとって，顔は構造化されない。変化はパターンに回収されない。その時出現する差異は，顔と顔それ自身の差異である。そこはつねに強度に満ちている。

　それゆえ，定型者とは別のモードで経験を構成しなければならない。一つのパターンが，藤家のとったメソッドである。表情を静止画に落とし込み，形態によって，操作的に感情診断をするというやり方である。この場合，「怒る」や「不機嫌」といったことばは共通している。ただし，それはやりとりの中で習得された概念ではない。静止画のパターンに割り振られた記号である。

　もちろん，藤家のクライテリアは，彼女が生活するなかで，苦労して作

り上げられたものである。その苦闘は想像するにあまりある。その意味では経験に根ざしたものなのだが，立ち位置が異なる。彼女の場合は，回路の外側から観察したものであり，そうせざるをえなかったのである。

　定型者の場合，ことばの意味は，作動するコミュニケーションの中で形成されていく。その妥当性は，「言語ゲーム」[注7]が回っていくかどうかで決まる。このプレイは，あらかじめルールが決まっているわけではない。ウィトゲンシュタイン[25]が示したように，われわれは規則に従うことはできないからである。

　これは何もプレイの規則がないなどといっているのではない。確かにそれはある。だが，従うことはできない。規則には，従い方まで書かれていないからである。規則はプレイの外にはなく，プレイが回ることによって，規則は規則として成り立つのである。

　いささか奇異に感じられるかもしれないが，一部のASD者の言語活動はそのことをまさに逆説的に示している。彼らはことばの意味を正確に覚え，文法の厳密な運用を学ぶ。だが，そうすればするほど，ふるまいとしては不自然なものになる。そしてコミュニケーションのサーキットから滑り落ちるのである。規則の存在はプレイを保証しない[注8]。

注7）「言語ゲーム」はSprachspielの邦訳であり，英語でも"language game"と翻訳されている。永井均は，それに対して，Spielはゲームよりもプレイと訳すべきであるという見解を示している。というのも，SprachspielのSpielには，その意味の源泉を外部にもたないということが含意されているからである。つまり，それ自体を目的としたものである。
参考：永井均：ウィトゲンシュタイン入門. p.153-154, ちくま新書，東京，1995. なお，ウィトゲンシュタインとドゥルーズの意外な近さは，すでに郡司幸夫が指摘している。
郡司幸夫：存在論としてのウィトゲンシュタイン—方法論としてのドゥルーズ＝ベルグソン. 現代思想. 特集＝ウィトゲンシュタイン, 1998.

注8）もうひとつの理由としては，プレイには相手がいるということがある。他者がどうふるまうか，私は決してコントロールすることはできない。これはウィトゲンシュタインには盲点になっている「言語ゲームの暗闇」である。なお，ASDにおける言語のプラクシスの問題については，拙書『自閉症スペクトラムの精神病理—星をつぐ人たちのために』第10章，第11章を参照。

XI. 同一性保持について

　コミュニケーションが作動する中で，習慣の形成とともに，差異が抜き取られ，表象のシステムがかたどられるにつれ，顔の認知は表情として安定したものとなる。

　ASDの世界では，こうした強度の縮減が機能しない。顔は変転してやまない差異の場であり続ける。もし，そこに含まれる志向性に気づかなければ，変転を楽しむことが可能である。そのとき，自分はその事象の流れと一体になっている。このあり方は，ASDの世界の基本形でもある。

　杉山[26)]は，自閉症児では，没頭している対象に意識が占有され，自我の一部が対象に乗り移った状態になっていると考えられるという。繰り返し石を落として遊ぶときには，石に自分自身がのって自ら落ちはずむ状態を体験し，紐揺らしに没頭しているときには自らが揺れる体験をしているように感じられるという。

　かりに自閉症児に自己がめばえた場面を想定してみよう。その時，その萌芽的な自己もまた現象の構成要素のひとつである。それは「現象の中には存在しない」[注9)]という超越性をもたない。それゆえ場面が変われば，自分も含めた全体が変わる。あるいはひとつの要素が変わったり欠けたりするだけで，世界全体が変わる。単に全体の中のひとつのパーツが変わったのではなく，別のものになる。

　もし彼らが頼りなげな自己の連続性を保とうとするなら，世界全体を同一に保持しようとするだろう。カナーの症例ジョンは，人形の帽子がなくなったことに気づくと，にわかに不穏となり，部屋中を探し回って見つけ出した。いったん秩序が回復すると，人形そのものには関心を示すことは

注9) カントの「超越論的統覚」に相当する現象全体を総合し統一する条件である。参考：中島義道：七〇歳の絶望．p.24, 角川新書，東京，2017

なかった[27]。このようなパターンが「同一性保持」という臨床標識の原型ではないだろうか。

　あるいは，ひとつの不変のアイテムを標識にするやり方もあるだろう。この場合，アイテムの同一性が，自己の同一性を与えるものとなる。このパターンは，ASD を語る際に常套的に紹介される。映画「レインマン」の中に，主人公のレイモンドが K マートのパンツでなければならないと弟を悩ませる場面がある。レイモンドにとって同一性の契機となったのは，K マートという名称，生地の与える肌触り，特徴的なタグなど，さまざまな可能性がある。

　とりわけ顔のようにたえまなく変化し，微分的な強度にさらされる現象を前にするとき，同一性を保つのは困難をきわめるだろう。ともすれば情動の渦の中に消失しかねない。パーツの形態を標識にしたり，ピアスなどの付属品で代用したり，あるいは藤家のような診断基準の策定など，さまざまなデバイスが適用される。これらは顔から向けられる強烈な志向性，とりわけまなざしの志向性を回避することにも役立つ。

XII.　おわりに——モデルなき反復にむけて

　最後に，反復という様式にふれて，この稿を終えることにしたい。

　反復は，ASD にとって重要な経験のモードである。反復する行為の中で，彼らの世界，そして自己の同一性が生成する。この場合，重要なことは，この反復にはモデルがないということである。つまり表象というシステムからあらかじめ同一性を担保されていない。表象の与える同一性とは，差異を抜き取られ，一般化されたものである。

　昨日陽が昇った。今日も陽が昇った。定型者はそこからすぐに，「明日も陽が昇る」へとジャンプする。そして今日も明日もさして変わらぬ一日となる。その時，主体は反復の外側に出ている。

　だが，ASD の反復は，自分自身がその環の中に組み込まれている。い

うなれば反復の軌道に内在しているのである。そして反復のたびごとに，あらたに同じものの生成に立ち会う。差異が縮減されることはない。

　外側にいる者にとっては，そこに単調な繰り返ししかみえない。だが彼らにとって，それは一度きりであることが，そのつど反復されているのである。こうした徹底的な内在性こそ，ドゥルーズが目指した境位ではなかっただろうか。彼の思想のもつリアリティは，ASDの中にこそ見出されてしかるべきなのである。

　そして，一度きりであること(une fois pour toutes)を，そのつど(chaque fois)反復すること，これはドゥルーズがニーチェの「永劫回帰」の中に嗅ぎ取ったことにほかならない。このことについては，また稿をあらためて論じてみたい。

文献

1) Deleuze, G.：Différence et répétition. Presses Universitaires de France, Paris, 1968.（財津理訳：差異と反復（上）（下），河出文庫，東京, 2007.）
2) 藤家寛子：ほかの誰かになりたかった―多重人格から目覚めた自閉の少女の手記. p.80, 花風社, 東京, 2004.
3) Hobson, R.P.：The autistic child's appraisal of expression of emotion：A further study. J. Child Psychol. Psychiatry, 27：671-680, 1986.
4) 西井涼子：情動のエスノグラフィ. p.13-14, 京都大学学術出版会, 京都, 2013.
5) Darwin, C.：The Expression of the Emotion in Man and Animals, John Murray, London, 1872.（浜中浜太郎訳：人および動物の表情について. p.33, 岩波文庫, 東京, 1991.
6) 檜垣立哉：「差異」の差異―ドゥルーズとデリダ. 大阪大学大学院人間科学研究科紀要, 28：82-93, 2002.
7) ニキリンコ, 藤家寛子：自閉っ子, こういう風にできてます！. 花風社, 東京, 2004.
8) Wittgenstein, L.：Philosophical Investigations. Translated by Anscombe, G. E. M., p.32, Basil Blackwell, Oxford, 1986.
9) 小林康夫：こころのアポリア―幸福と死のあいだで. 羽鳥書店, 東京, 2013.
10) Deleuze, G.：Empirisme et subjectivité：essai sur la nature selon Hume. p.132, Presses Universitaires de France, Paris, 1953.（木田元, 財津理訳：経験論と主

体性―ヒュームにおける人間的自然についての試論. 河出書房新社, 東京, 2000.)
11) Deleuze, G.：Différence et répétition. p.101, Presses Universitaires de France, Paris, 1968.
12) Deleuze, G.：Différence et répétition. p.274-276, Presses Universitaires de France, Paris, 1968.
13) Hume, D.：A Treatise of Human Nature. Oxford University Press, Oxford, 2006.
14) Deleuze, G.：Philosophie critique de Kant. p.19, Presses Universitaires de France, Paris, 1963. (國分功一郎訳：カントの批判哲学. ちくま学芸文庫, 東京, 2008.)
15) Sullivan, H. S.：Clinical Studies in Psychiatry. Norton, New York, 1956. (中井久夫, 山口直彦, 松川周悟訳：精神医学の臨床研究. みすず書房, 東京, 1983.
16) Williams, D.：Nobody Nowhere. Doubleday, NewYork, 1992.
17) Asperger, H.：Die 'Autistischen Psychopathen' im Kindesalter, Archiv für Psychiatrie und Nervenkrankheiten, 117：76-136, 1944.
18) Frith, U.：Autism Explaining the Enigma. 2nd edition, Blackwell, 2003. (冨田真紀, 清水康夫, 鈴木玲子訳：自閉症の謎を解き明かす. 東京書籍, 東京, 2009.)
19) 綾屋紗月, 熊谷晋一郎：発達障害当事者研究―ゆっくりていねいにつながりたい. p.110, 医学書院, 東京, 2008.
20) Luhmann, N.：Soziale System, Suhrkamp, Frankfurt am Main, 1984. (参考：馬場靖雄：ルーマンの社会理論. 勁草書房, 東京, 2001.)
21) 野家啓一：ウィトゲンシュタインの衝撃. 岩波講座 現代思想 4 (新田義弘, 子安宣邦, 丸山高司他編), p.143-182, 岩波書店, 東京, 1996.
22) Wittgenstein, L.：Philosophical Investigations. Translated by Anscombe, G. E. M., p.85, Basil Blackwell, Oxford, 1986.
23) 十川幸司：来るべき精神分析のプログラム. p.74, 講談社, 東京, 2008.
24) やまだようこ：ことばの前のことば―うたうコミュニケーション (やまだようこ著作集 1). p.181, 新曜社, 東京, 2010.
25) Wittgenstein, L.：Philosophical Investigations. Translated by Anscombe, G. E. M., p.81, Basil Blackwell, Oxford, 1986.
26) 杉山登志郎：自閉症の精神病理と治療 (杉山登志郎著作集 1). p.150, 日本評論社, 東京, 2011.
27) Kanner, L.：Autistic disturbances of affective contact. Nervous Child, 2：238, 1943.

第8章 猫を抱いて象と泳げ
盤下の世界との共生可能性

福本 修

> リトル・アリョーヒン：天才チェスプレーヤー，アリョーヒンと背中合わせに生きたと設定された小川洋子の小説[1]中の登場人物。正確には，彼が入ってチェスを指していたからくり人形の名。彼は，デパートの屋上から降りられなくなった象のインディラ，壁と壁の隙間から出られなくなった少女ミイラを友として，廃バスに住むマスターに，チェスの世界へと導かれた。

> 「或る言語を想像することは，或る生活形式を想像することである」（ヴィトゲンシュタイン『哲学探究』[2]第1部19）

I．はじめに——ASDの問題圏：中核群と多様な広がり

　自閉症圏を巡る臨床の問題は，小児自閉症そしてアスペルガー症候群の発見・再発見を経て，児童期の問題から成人期へと広がりが確認され，それに伴って全体の地図すなわち標準的な診断体系も，DSMにおいて広汎性発達障害（PDD）から自閉スペクトラム症（ASD）とその関連様態へと移っている。また，この問題意識によって従来の診断と病態が見直されるようになり，それは治療にも反映している。

そうした中で，典型的・中核的な ASD ではなく臨床的な判断に迷いを生じさせる事例も増え続けている。それは特に，面接設定が構造化された心理療法を継続する中で顕在化してくる傾向がある。事例によっては，情報の不足が後から解消されることで，改めて診断される場合もあるが，相当な期間面接が行なわれていても実質的な交流と変化が起きないままであることで，自閉症圏の可能性を考えざるをえない場合もある。長期間見過ごされるとは奇妙だが，選択肢が念頭になくてその可能性が思い浮かばないことはありうる。しかしそうではなくても考慮外だったとしたら，従来から知られている特徴は目立たないのかもしれない。そのような場合，それを中核群ではなく不全形や広がりの裾野として見るのが適切か，それとも別種の問題として捉えるのかを考えるのが，常識的に思われる。しかし別の可能性として，希釈されたり混ぜ合わされたりしていた対人関係上の何らかの特質が，心理療法の場で濃縮され析出してきたということもあるかもしれない。そこでは面接者の技量や観点が効果そのものにもその判断にも影響しうるので，吟味は複雑な問題である。加えて，面接を希望し受けている人にとって何が望ましいのかは，彼らの主体のあり方が通例と異なるとき，面接者に価値中立的になることの基本的な意味を問うだろう。

その際，「**生活形式 Lebensform**」[2]という概念には，一定の意義があるように思われる。生活形式が周囲と異なっても，その維持が許容される限り不適応は生じない。差異はむしろ破綻してから露わになる。その由来を理解するには，生活形式についての想像を要する。

曖昧な事態の整理のために，単純化すると次のように分けられるだろう。

(a) ASD と本質を共有する多様な現れ
(b) ASD 診断基準を満たさない不全形
(c) 表現型の一致や類似

(a)の多様性は，元々「スペクトラム」という括り方に入っているが，

具体的には衣笠が「重ね着症候群」[3]と呼んだ，他に目立つ問題があるために診断が不十分か困難だったものが含まれる。それは，他の病像が顕著でも実態はASDが基盤にあると考えるのが適切な群である。例えば，解離性障害や摂食障害などの症状があれば，初めにそうした診断がなされたのは自然なこととして，その後ASDの特性が認められた時，併存と言っても構わないが，地にあるASDの全般的な影響を考慮するのが妥当である。

（b）で直ちに思い浮かぶのは，基本的にASDと同じ特徴を有するが顕著な不適応状態にはないので診断上閾値下となる，本田が説く「非障害自閉スペクトラムASWD」[4]の群である。この分別は実践的にもASDの本態解明にも有用と思われるが，ASWDがASDと異なる点として積極的に適応を助ける因子が，更に明らかになることが期待される。本稿では反対に，ASWDと違って不適応を招く特徴を，ASDの基本症状に限定せず検討したい。DSM-5が神経発達症群に入れつつASDとは別に立てた「コミュニケーション症群」のうちの「社会的（語用論的）コミュニケーション症」は，その意味で微妙である。それは，言語的・非言語的相互交流や字義通りではない理解に困難があっても，興味や活動の限局と反復された様式が認められないので，従来の「広汎性発達障害」から分離されている。だが臨床で問題になる多くの事例は，"空気が読めない"コミュニケーション症のようでいても感覚過敏やパニックが伴い，他の点でもASDと特性を共有することが少なくないので，それが経年変化で現れるASDのバリアントではなく別カテゴリーなのか，筆者の経験では確認できていない。それはほぼASDと共通だが，知的な代償や抽象的水準への限定によって拘りの表れが異なっているとも思われる。今後もっと別のバリアントが確認されることも，ないとは言えないだろう。

（c）は更に多様であり，共通性は想定上のものである。発達のばらつきが明らかで，全体の印象は発達障害を想起させても，診断基準に合致しない事例は，数多く経験する。少し前ならば「特定不能の広汎性発達障害」

に分類しておいた群も該当する。それは根拠が不十分だったので，広がり過ぎていたスペクトラムは，DSM-5 では ASD 概念へと絞り込まれた。確かに表現型の一致や類似のみでは，実証的な裏付けがなければ印象論に留まる。

　逆に心理療法では，印象を手掛かりにするしかない。精神分析に裏打ちされた実践では，不安や防衛・対象関係などの観点からさまざまな性質を把握してきた。去勢不安・破局不安・分離不安・抑鬱不安……などが区別されているのは，それらに特有の防衛や対象関係があり，そうした理解に治療的な意味があるからである。それらは一度特定の病態で見出されると，今度は疾患とあまり関わりなく，一定の心性として，普遍的に認められることになりうる。その事情は，ASD でも同じである。それを自閉スペクトラム心性（AS 心性）と捉えることには，理解と介入のための価値があるかもしれない。

　但し以下では，精神病理を主題とする本書の主旨に沿って，ASD と考えられる事例について，精神分析的な概念は一般臨床の事例の特性の記述のために用いる。精神分析的な概念は，本来的には面接内での交流−非交流を精神分析的な次元で理解するためのもので，特定の疾患や病態を解明する目的には必ずしも適していない。それは或る経験を理解し接近しうるものにすることによって，到達できない病理の核心を必然的に残す。また，概念は心的変化をもたらすための一種の道具であって，それ自体の探究を目的にはしていない。だが定性的に記述的特徴を把握するのには，或る程度まで役立つだろう。

　ちなみに本田[4]は「臨機応変な対人関係が苦手であること」と「自分の関心，やり方，ペースの維持を最優先させたいという本能的志向が強いこと」を，不適応を被っていない AS の基本特性だとしている。筆者は『精神分析から見た成人の自閉スペクトラム』[5]で，力動的な意味での「自閉スペクトラム AS」という観点を提示した。それは，意識とほぼ合致していて確認できる本田の記述的な特徴づけが必ずしも取り上げていない不安

や対象関係などの心の機能様式に注目しており，必ずしも個々の人を指してはいない。その点では記述的な意味での「AS」概念の補足として，「AS心性」と言った方が良いかもしれない。心理療法で析出してくる交流困難は，そうした心性の特徴と関連している可能性がある。

　以上のような見解の背景として，筆者の経験の範囲を記しておきたい。精神科臨床の主な対象は，若くて十代半ば以降で主に成人であり，行動制限が可能な精神科病院およびメンタルクリニックで勤務し，児童精神科診療や乳幼児健診の業務には携わっていない。そこで経験するのが，(a) 群ときには (b) 群である。

　(c) 群は，同様の年齢層を対象とした精神分析的なアセスメントおよび心理面接の実践と，児童も含めた事例検討セミナーの仕事で経験している。この 20 年で千例以上の心理面接の詳細と一定期間の経過を検討してきて言えるのは，神経症的葛藤モデルやパーソナリティ障害の構造モデルでは理解し難い事例が爆発的に増加したことである。その中には，ASD 診断や AS 特性を了解した上で発達促進的に，児童期に限らず思春期青年期の患者に，あるいは成人でも人生のさまざまな局面で自分について考え，ともに考える相手と関わる機会として行なわれる面接がある。そうした事例では，心理面接が変化をもたらすことで特性をなくさなくても穏やかな現れ方にし，関係性の可能性を広げることがありうる。他方，面接者も患者も自覚が乏しいまま治療的な面接に入って，実質的な変化がないまま続いたり，探索的な介入が過剰な刺激となって行動化を招いたりという経過も見られる。

II．外殻形成に失敗した事例

　最初に，(a) の一類型に該当すると思われる事例を挙げる。但し以下の事例は，特に断わりのない限り例示のための架空例とお考えいただきたい。

〔事例1．A子〕大学院生

　診療情報によれば，A子は不安の訴えで専門課程に進学したばかりの頃，Xクリニックの外来に通院した。患者の希望する薬が処方されたが効果は乏しく，「疎通もあまり取れない状態」で，実家で静養すると回復し，上京しては悪化することを繰り返した。抗うつ薬・少量の抗精神病薬でも経過に大差はなく，「適応障害とそれに伴う解離性発作」と診断された。秋になって混乱が顕著となり，Y大学病院を受診，「解離性障害の疑い」とされた。しかし救急外来の受診が頻回で，「休息を指示しても学校に行くの一点張り」の状態となり，「自分がぐちゃぐちゃにしたい強迫観念が苦しい」と訴え，不穏混乱状態でZ精神科病院に医療保護入院となった。

　生活歴・病歴として，以下が判明した。A子は小学校低学年から不登校の時期があって心療内科を受診したが，明確な診断は聞かなかった。高学年から保健室の先生のサポートで保健室登校した。中学は進学校に入学したが中2から不登校となり，付属高校も短期間で辞めた。その後大学検定をとって某大学に進学。首席で卒業し大学院に入学した。そこには他の進学者がおらず，A子は出席するように言われるがまま全授業に出席したので，課題で超多忙な日々を送ることになった。その上，自分の研究発表と論文の提出に加えて，留年した元同級生の卒論の手伝いを頼まれて消耗した。A子は精神科通院を続ける一方で，出席しなければならないと言って聞かず，不穏状態で入院に至った。

　夜間帯に入院したA子は，「どうしても大学に行きたい，もう大丈夫だから退院したい」と強く訴え，室内での安静困難のため，拘束による行動制限が行なわれた。翌日，拘束は安静に過ごす約束のもとに解除された。だが夕方には安静を保てず，退院を求めてドアを乱打し，病棟のドアから飛び出そうとして再び行動制限を受けた。その後もA子は「どうしていいかわからない」「学校は休めない。もう大丈夫です帰ります」と繰り返して訴え，再び隔離を要し，今度は閉所恐怖症でいられないと訴える悪循環が続いた。

A子の診断は「解離性障害」とされていたが，筆者はA子の生活歴・病歴および強い不安緊張，決め事への強いこだわりと変更対処の困難から，自閉スペクトラム症を背景とした適応障害と診断を変更し，早急に心理検査を手配して，家族と本人への障害説明の準備をした。患者は落ち着かない中も，従順に受検した。しかし非常に居心地悪そうで，検査が終わると一目散に退室したという。SCTは短い文章で空欄が目立ち，同じような記載が繰り返され漠然としていた。HTPは幼い絵で，アスペルガー指標は36点陽性，ロールシャッハでは対処能力不全指標が陽性，対人関係スキルに乏しく，自己評価ネガティブで，内面は豊かではなく，感情を避ける傾向が非常に強いとされた。人間運動反応M，動物運動反応FMはともに0個で，思考活動と呼べるものはなかった。WAISの結果はFIQ84, VIQ98, PIQ70，群指数は，言語理解93，知覚統合66，作動記憶100，処理速度89で，首席という成果は，非常な努力と頑張りの結果だったと判明した。

　入院8日目，A子の家族には上記とともに，受身的に引き受けてしまう傾向についてフィードバックし，療養とそれらを考慮した生活を勧めた。A子は自宅での静養を強く希望し，地元の受け入れ先を調整して数日後に退院となった。慌ただしい経過は，誤って網に掛かってしまった野鳥を何とか解放したかのようだった。

　このような経過を踏まえると，A子をASDと診断することは，大筋で認められるだろう。自閉症をスペクトラムとして多様性を認めたウィングの分類ではA子は「受動型」で，過度に従順になって破綻したと判断される。追い詰められる前に自分を守る交渉力の極端な乏しさと，崩れたときの恐慌反応は，ASDの一類型に典型的である。ただDSM-5に照らすと，A.「社会的コミュニケーションおよび対人的相互反応の持続的な欠陥」については，それまでの時折の不適応は，「持続的欠陥」と言われないかもしれない。B.「行動，興味，活動の限局された反復的な儀式」も，個別的には同定しにくい。

しかしそれで ASD の特性を認めないならば，今後の A 子への配慮は不十分なものとなる恐れが大きい。A 子は，十代の学校での不適応を大学で学業によって克服したかのようだったが，それを維持できなかった。A 子自身は「研究者」になることを望んでいたが，そのアイデンティティに要求される，実質のある能力は備えていなかった。破綻は単に引き受け過ぎて消耗したからではなく，対応力が限られていて枯渇し，無力な自己が剝き出しになってしまったことによる。では，保護的環境があるか自分で調整できる限局した作業だったならば，A 子にこなせただろうか。A 子はそれをするにも自主性と柔軟性が欠けていたと思われる。A 子のアイデンティティは，通常青年期に身に着けていくペルソナとは似て非なるものだった。それは内外を仕切り自己を保持する厚みのある境界と相互交流の開口部を持った主体という構造ではなく，堅い外殻は学習によって取得した断片の継ぎ合わせであり，その中には機能が未分化で受身的に対処する自己しかなかったようである。

III. 不適切な付着同一化の事例

次に，やはり外界からの影響に対処しきれず破綻した例を見よう。B 子は一見柔軟性があり，あり過ぎが問題の元だった。裏を返せば，確固たる自己は備わっていなかった。こうした「自分がない」事例を ASD の一群に含めるかは，事例 1 より議論がありうる。

〔事例2．B子〕就職を控えた女子学生

診療情報提供書によれば，B 子は中学生の或る時期，拒食症状で小児科に通院した。高校生時代は概ね安定していた。20 歳で就職活動を始める頃から，痩せが嵩じて某精神科病院開放病棟に短期間入院した。その後も精神状態は安定せず，希死念慮が悪化し，「病識欠如，抑うつの波」を繰り返し，一時は過食傾向に転じた。しかし今回特に問題化したのは症状の

推移のためではなく，憧れがあった性風俗のバイトに行きたいと強硬に主張し，父母に反対されると暴力的になったためだった。その自制困難から閉鎖環境での入院治療が適応となった。その時点での診断名は，双極性感情障害だった。入院診察医は，性風俗で働きたがるという行動の理解し難さから，気分障害の他に知的障害を想定した。別の医師は情緒不安定性パーソナリティ障害を疑った。

　B子は入院への抵抗が強く，帰りたいと泣いた。死にたいとも訴えるため，行動制限（拘束）が開始された。その夜B子は「ママー」「これとってー」と繰り返し大声で泣いた。翌日も泣いていることが多かったが，様子は穏やかだったので，拘束は解除され隔離となった。両親が長時間面会してから，やや落ち着きを取り戻した。入院数日でB子は，看護師に「自分がやりたいことを止められるとワーッとなっちゃっていました。バイトの面接を受けてすぐ寮に住みたかったのに，止められてイライラしちゃいました。でも，このワーッとなるのは駄目だってことに気づきました。この隔離で，何もしない時間が持てて，それもリセットにするのに大切だと気づきました」と話した。

　主治医として初めて面談した筆者は，B子のやや場違いな笑顔と過度に律儀な対応，表面的な適応の速さ，その一方で硬い話し方，退院後について尋ねると「早く仕事に戻りたい」とあっけらかんと語る様子から，パーソナリティ障害よりはアイデンティティが「アメーバ」[6]様のASDを疑い，心理検査を受けてもらうことを伝えた。B子には当面の目標として，穏やかに病棟で過ごせば隔離は完全にオープンになることを約束した。また，母親が風俗店の面接にも同伴していたと聞き，母子の距離と関係の調整の必要性を認めて，早期に家族への診断告示と心理教育を行なうことにした。具体的には，面会枠を設定し，本人および家族向けの解説書を用意して，いくつかのエピソードについてこの障害が反映していると理解できる可能性を伝えた。

　主治医が家族と話したところに通されたB子は，そのまま退院を期待

していた。だが〈母子が密着しており，それぞれが自分の生活を送ることができるように，まだ練習する必要がある〉と伝えられると大泣きし，不穏な状態となって自分の部屋に戻った。親が家に帰ったことを知ると再び大泣きして，看護師になだめられた。

　その後B子は，泣かないという目標を立てた。その理由を聞かれて，「いやーなんか甘えてばかりなので。でもここで周りの人に話聞いてもらったりしていて，悩んで辛いのは私だけじゃないって思いました」と答えた。それから主治医には，家族を含めたアポイントのときの振る舞いについて謝罪し，母親に頼り過ぎていたと思うと言い，自分から電話しないようにしている，と話した。しかし，「長期に入院したくはない，仕事をしたい」と言うので，どんな仕事かを尋ねると，「風俗をやりたい……」と答えた。「やめろと言うなら，それで退院になるのならやめる」と言うので，〈もう少し振り返って考える必要があるのでは？〉と伝えると，B子は「そうやってダラダラ延ばすんですか」と反応した。おそらく，「考える」と言われても意味が分からなかったのだろう。主治医は，B子にまだ生活上及び病棟での課題があること，心理検査の結果をこれからフィードバックすることなどを具体的に説明した。それからのB子は，治療がクリティカルパス通りに進んでいるかどうかを気にした。

　心理検査の結果が揃い，B子には，言葉の意味は理解していても，状況の変化に応じた理解をして対応していくのは苦手なこと，愛情欲求が強いことなどを伝えた。実際にはFIQ85, VIQ103, PIQ67で，言語理解118, 知覚統合61, 作動記憶88, 処理速度69と大きなバラツキを認めた。アスペルガー指標は低かったが，「他の人と雑談のような社交的な会話を楽しむことができる」に○をつけており，おそらくB子は接客のことをそのように体験していた。SCTの記述には，教条的表現と強い満たされたい思いが多かった。描画は全体的に幼く平板だった。その後もB子は節目節目に「退院時期を教えてくれない」と言っては泣いたが，病棟での活動療法などに定期的に参加した。

B子の早く退院したい気持ちには変わりはなかったが，何をするのか聞かれると，B子は「家族とゆっくり過ごしたい」と答えるようになった。また，発達障害についての本を読み始め，自分に当てはまるところがいろいろあると思う，と言ったが，だからもう入院している意味がないのでは，という話になった。主治医は，外出泊をして，今後の通院先や生活の流れが決まったら退院であることを伝えた。入院前には希死念慮があり，それを止められるとイライラしていたB子は，どうして死にたいのか，とよく聞かれたが，自分では理由がわからず困っていた。それが，自分が発達障害と分かり，本にはその症状に希死念慮があったので，理由がわかってよかった，とのことだった。

　外泊では，B子は今まで通り母親が一緒に寝てくれるかと思っていたら，病院ではひとりで寝てるでしょと言われ，突き放されてしまった，と思って泣いたが，結局ひとりで寝た。B子は2回目の外泊では携帯の番号を変え，バイト先や連絡先を全て消した。それは自分を全否定する行為で，動揺したが親と話せた。B子は振り返って，「前にしていた仕事は，人から求められている感じがあった。面接にも一発で受かったし，一日にたくさんお客さんが来る時もあって，人から必要とされている気がしていた」と話した。

　最後の外泊では，通院予定先のクリニックの児童青年期を専門とする医師と面談した。そこで一番良かった時を聞かれてB子は，「小学生の時に，お父さんと勉強していたこと」をあげた。こうしてB子は，約3カ月で退院した。

　ASD概念が念頭になければ，B子は年齢に比して考え方が幼くて単純で，被影響性が強いヒステリーあるいはアズイフ性格と見なされるかもしれない。しかしどちらも曖昧な概念で，B子の不可解な面に納得しやすい説明を与えるものではない。B子の中では性風俗もまた就職先の選択肢であり，しかもストレスが多い普通の就職活動と違って「面接に一発で合格」でき，

仕事ぶりも評価され嬉しかったという。そこには通常感じるはずの，躊躇や葛藤・羞恥心が欠け過ぎている。実際にはその仕事への拘りもさほど根深いものではない。対象および対象との関係のこの平板さに対応して，B子の自己も平板である。「希死念慮」が症状だと知ってそれなりに安堵することは誰でもありそうだが，「本に書いてあるから」と，B子は自分自身の経験や感情を参照せずに規則や定義を優先させている。実態はそれどころか，B子の「自己」は参照に値しない上に，外から規定を受けずには居られず，そうすることでようやく不安を多少収めている。B子は例えばクリティカルパスによって，自分の位置を知るというより，自分自体が決まることを求めている。対象が自己の何であるかを規定する。病名やスケジュールは，自己が形を保つための「外骨格」である。

　B子が取りあえず，家族との愛情ある関係に戻ることができたのは，虐待や剥奪など環境との元々の関係にこじれが少なかっただけでなく，B子の対象との関係が「付着的」だったためと思われる。そのアイデンティティや対象選択は強固なようでいて，あまり痕跡を残さずに付着が剥がれるように取れて，別のものに移る可能性がある。患者が付着していたものから比較的容易に離れても，これからどうやって生きていくのかは，その後の課題である。危機介入の入院治療は，「中途診断者」として始まったばかりのところで終わる。

Ⅳ. 精神分析・精神分析的心理療法からの接近

　「付着」は，精神分析的研究が見出した特殊な対象関係である。20世紀半ばまでの精神分析的諸概念は，主に面接とそこでの再構成に由来していたので，心の発達についての推測と経験的に検証されていない思弁を含んでいた。現代の精神分析でも人の心が舞台であることには変わりないが，幅広い年齢と特性を持った人たちとの面接・精神分析的な乳幼児観察そして発達研究の参照を通じて，より現実的に理解を深めている。

「付着同一化」[7]は，乳児観察・非自閉的な成人の分析・自閉性障害がある児童や青年との心理療法から得られた所見である。極めて図式的に述べると，フロイトは神経症症状の研究から出発して，エディプス的欲望と去勢不安，抑圧を中心とした防衛機制を見出し，投影と摂取・生と死の欲動・超自我などの概念によって対象関係論・二大欲動論・内的構造論を導入した。続いてクラインは子供のプレイ療法を通じて，性欲動ではなく攻撃性と破壊性が優位な前性器的内的世界とその基底にある精神病性不安を見出した。そして成人の分析から，無意識的空想が支配する内的世界を，部分対象関係と原始的防衛機制からなる被害的－解体不安が主の妄想分裂ポジションと，全体対象関係とより成熟した防衛機制からなる抑鬱不安が主の抑鬱ポジションの間の揺れとして理解した。クラインは前者を生後3カ月頃までの，後者を生後6カ月以降の離乳期の心性として発達時期と関連づけた一方で，生涯にわたり現れる布置とした。これらの布置は現実の人間関係にも影響を与えているが，パーソナリティとしての安定度には個人差がある。また，影響が特に重大となるのは，自我が現実的な支持を失った危機状況においてである。

　クラインのモデルでは最早期および母親対象の役割が不明瞭だったのに対して，ビオン[8]およびビック[9]は，母親による「包容 containing」を乳児の心的発達に不可欠な関わりとして理解した。それは母親が，情動交流を通じて乳児の経験を心的に咀嚼して再摂取させることである。ビオンは更にそれを，精神分析的なアプローチの基本的な治療機序とした。ビックは乳幼児観察の経験から，最早期の乳児には自己の解体－流出の不安があり，母親によってその未統合な自己を包む「皮膚」機能を提供される必要があるとした。それが提供されない場合，乳児は感覚刺激にしがみつくことで自己に凝集感を与えつつ，放心状態になっているように見える。そしてそれが過剰で持続化したとき，乳幼児は言語活動や筋肉活動を表皮の代わりとする「代理皮膚 second skin」を形成する，とした。

　同じくメルツァー[7]は，成人の精神分析で交流を通じた内的変化が起

きにくく，変化は表面的に写す模倣になりがちな例を経験し，それを「付着同一化」と呼んだ。そこでは内的世界を前提にした投影と摂取が成立していない。彼は自閉症児の精神分析的研究経験と重ねて，心的次元論[10,11]を発展させた。感覚的・表面的な一次元・二次元的機能様式と，有意味で心的な三次元的機能様式の間には，反射的で心を介さない関わりに終始するか，心を持ち心と関わることができるかという差がある。これは自閉症に特異的な問題を網羅するものでも AS 心性をカバーするものでもないが，特徴の一端は把握している。現代の複雑な病像に「心的次元」のアイデアを活用するなら，単純に何次元かということより，通常の生活空間に収まらない非ユークリッド的な在り方について構想すべきだろう。

　タスティンはクライン派から出発しつつも，自閉症児に独特の，身体的に感知される実存の脅威について独自の見解を展開した。彼らにとって変化は破局的であり，対象喪失は落下や流失のような自己の身体の危機であり，感覚的充足はその破局不安に対する「自閉的カプセル形成 autistic encapsulation」を提供しているとする。タスティンはそれに，硬い「自閉対象 autistic object」[12] と柔らかい「自閉輪郭 autistic shape」[13] の 2 種を認めた。自閉対象は，対象本来の用途を無視して硬さの感覚的印象を与えるものが好まれ，自己の身体が強化されたような安全感をもたらしていると考えられる。自閉輪郭は，自己と対象の境界に位置して，自己に感覚的輪郭を与えるものであり，自己の芽生えとして理解できるものもあるとした。これらの自閉的対象関係は，保護を提供するが，同時に，分離を含む自然な情動的交流を阻害する。治療は原初的不安を理解しつつ，感覚水準の分裂を統合して意味の次元の経験ができるように，自己に働き掛けていくことになる。タスティンはまた，「神経症者の自閉的部分」の理解を発展させた。それは ASD には該当しないが，AS 心性が窺われる事例を理解する試みである。更にオグデン[14]は，こうした着想をより普遍化して，「自閉隣接ポジション」と総括している（表 1）。

表 1 ポジションの諸側面

水準	抑鬱水準	妄想分裂水準	自閉隣接水準
対象	全体対象	部分対象	自閉対象／輪郭
自我	全体存在	部分存在	埋没・忘我
心的次元	三次元＋時間	三次元＋反復	面的・線的
関係	三者関係（エディパル）	内的対象との関わり	併合－消滅
機制	抑圧ほか	投影同一化ほか	付着・模倣・代理皮膚形成
不安	抑鬱不安	解体不安	消滅（不安）

　このようなタスティンの着想を転用すると，融通性の乏しいA子は殻型に近く，「付着同一化 adhesive identification」が「粘着同一性 adhesive identity」と表現されるほど固い「自閉対象」を代理皮膚としている。それに対してB子のようなアメーバ型では，観念が自己の形態を保つ「自閉輪郭」の役割を果たして，それへと付着しているようである。

　B子のように軟体的な群は，緊張が強く硬くて過敏なタイプと見掛けが異なるが，「自己」が作為的で「意味」の深味が全般的に欠ける点では共通している。これをASDと同類に見做すことは，基本特性の「こだわり」がないので不適当と思われるかもしれない。私見では，こうした人たちにもその折々の「こだわり」はあり，他者の心との共存が困難な点で十分に自閉的だが，同一性が永続的に保持されないので同類に見えにくくなっている。

V．不適応とずれの由来 ── 「アスペクト盲」

　B子の治療は，ASD状態をAS状態へ，つまりパーソナリティ障害はその病理性と不適応性がパーソナリティ特性に収まるように，葛藤を理解しつつ本人と周囲に負荷の少ない環境と活動への移行を促す点では典型的で

ある。必ずしも一般的でないのは、B子の家族は、B子が職業選択を放棄する作業に協力的だったが、患者の同一性の異質性と粘着性がもっと強く、家族もさまざまな理由から協力困難な場合には、治療目標を共有できず、行き詰まりがそのまま続きがちだからである。そもそも誰が治療を受けるべきかという点に関して、全く一致しないこともある。これは精神病の病識のなさに似てはいるが、もっと全般的である。物理的には同じ世界に生活しながら、意味付けにおいて交わらないことが問題である。その様相を、一定期間の経過（C子）および或る局面でのやり取り（D子）で見てみよう。

〔事例3．C子〕20代半ばの女性

　C子は数年前に「身内に性的虐待を受けて以来、体調不良となり希死念慮が出るようになった」と訴えて某大学病院精神科を受診し、PTSDおよび身体表現性障害の診断を受けた。C子は親元を離れて新興宗教団体の信者たちと共同生活したが、折り合いが難しく、結局実家に戻った。転居に伴う転医先では、C子は「身体表現性障害」と「PTSD」が診断だと考え、大学病院での処方の維持を求めた。家族もまた口止めを含む多くの指示を受け、行動に大きく制約を加えられた。家族はC子の要求と希死念慮の訴えに疲弊して、入院を提案、通院元からの紹介でC子は任意入院した。

　実際にC子と面談すると、C子は独特の抑揚と空に抜けていく行くような高い声で、笑みともつかない表情をしながら、奇異な仕草とともに丁寧に話した。アスペルガー症候群の印象を受けた主治医は、心理検査を手配し、C子には困り事の相談に乗ることと、病院の外での生活の用意を考えていくことを提案した。C子は病名と身体痛を主とする症状について語り続け、C子自身が何を考えているのかは掴みどころがなかった。C子の入院同意には裏の意図があるようだったが、それは直ちには明らかにならなかった。

　C子の膨大なメモには、小学校・中学校でのいじめと暴力から、家庭で

の同様の経験が書き連ねられていた。しかし両親からの加害の記述は，信じ難いものが大半だった。性被害の方は，加害者が認めていたが，内容ははっきりしなかった。

　ASDの診断根拠は，成育歴からも得られた。だがC子のさまざまな困難の一因としてそうした特性があるという理解は，自家製診断を保持している本人にとってはもちろん，家族にとってもさして役立たなかった。C子は親を非難する手紙を書き続けた。任意入院をしているC子に，今後の生活の場をどう考えているのか尋ねると，「諦めて自宅に帰るしかないか……」と答えた。しかしその夜C子は，タイツを使って首を吊ろうとした。C子は加害者が身内であることを話していたが，分かったのは，両親がその人物を排除しない限り，家には帰れないと考えていたことだった。また，C子は法律相談中であり，その結果を待っていた。入院の費用は，C子の考えで加害者の負担になっていた。治療目標はますます不明瞭になったが，C子が折に触れて自傷と自殺企図を行なうので，入院形態を医療保護にする必要が生じた。C子は後に，「作戦でした」と明かした。

　しばらく，両親はC子を引き取れず，C子は退院を希望せず，病院は安全確認ができないという膠着した状況が続いた。主治医は，家族との同居が困難で信仰をつてとするのなら，退院後の落ち着き先を確保する必要があることを伝えたが，C子は，まだ時機が来ていないと言った。或る日C子は，「目的を果たしました」と言い，加害者も「悔い改めているから」と，何らかの区切りを示唆した。しかしながら，数日後にはまた自殺企図をした。C子にとって何らかのし残しがあったようだったが，詳細は分からなかった。その後，C子が自傷せずに一定期間過ごすことができた時点で，主治医は入院形態を医療保護から任意へと切り替えた。ほどなくC子から退院請求があり，理由は異なるが判断が一致したことで退院となって，C子は自宅を経て信仰仲間の元へと行った。一カ月ほどしてC子は，「伝道活動楽しくさせて頂いてて，日々お世話になった先生たちに改めて感謝です」と手紙を寄越した。

C子の真意は，最後まで不明だった。C子なりには医療機関を活用したが，それは共有される仕方によってではなかった。このずれは，C子の自家製診断がもたらしている。C子の訴えは主観性が強く，歪曲も見られたが，虚偽とは異なっていた。C子は同じ世界で生活しながら，その解釈と行動に結びつく規範が，周囲とは異なっている。それは何に由来するのだろうか。C子が訴える性被害は，共有困難の発端ではないと思われる。また，C子の信じる特定の宗教がずれをもたらしたとも言えない。C子はその宗教の信者たちとも，しっくり来ないでいた。C子のずれは，どのような集団とも共有されていないことによる。方言や特定の言語的・非言語的コミュニケーションのように，集団の外では必ずしも意味が通らないものでも，実際には共有されている生活経験と世界がある。そのように共有されているものを「生活形式」と呼ぶなら，ずれの元もまた，感性や立場の相違といった個別項目に還元できない，「生活」の中にある。C子はC子なりの一貫性で生活しており，孤立はその「形式」の不一致の結果である。

　この事例では本人が積極的にずらしていることもあって，自然にしている生活の中での原理の違いは捉えにくい。D子の逸話は，形式の不一致の具体例となっている。

〔事例4．D子〕20代前半の女性（池上和子臨床心理士の御提供による）

　D子は，転職後やっと慣れたところで異動となり，気力を失い胸の苦しさを覚え，クリニックを受診した。D子はカウンセリングを紹介され，休職と同時に受け始めた。

　D子はそれまでの人生で，何度か不適応を経験していたが，高学歴を維持していた。受験して入学した中学では，最初の仲間作りで気まずくなり，程なく転校した。その後しばらく，心療内科に通った。いじめを受けていたことは，母親には話せなかった。D子は高校も大学も受験して有名校に合格した。大学に入ってから，人とうまく話せないと感じてD子は受診

したが，うまく話せていると言われて失望した。D子は友人の影響で最初の事務職から，総合職へと転職した。D子は研修を終えると関係者の調整役を任され，打ち上げにどこまで付き合えばいいのか分からず途方に暮れた。面接が進むと，D子は実際にパニックになって職場で泣いてしまったり，無断で欠勤して上司に自宅を訪問されたりしていたことが明らかになった。D子は面接の中でも泣き出しては独自の対案を考えてきたが，回避的な態度も強まり，規定に従った復職の際には，多忙を理由にカウンセリングを中断した。しかしうまく適応できず，休職を延長している。

そのようなD子で印象的なのは，中学生の頃に受けた心理検査の記憶である。——箱庭に好きなものを並べるように指示されたD子は，動物を取って幾つも置いた。すると「D子さんは，人間を避けて動物と接する方が好きなんですね」と言われたという。しかしD子にしてみれば同じメーカーのもの同士を並べたくて，しかし人間は同じメーカーのものがなくてバラバラで，動物は同じメーカーで出来ていたから並べたのだった。D子は，意味が全然違うと思ったが，それは言わないでおいた。

この逸話で注目されるのは，物事を秩序づける規則がD子独特であり，かつ，他の常識的なものと今なお折り合えないことである。D子は，或る観点から見られた様相や局面すなわちアスペクトが，他の観点からは別に捉えられると切り替えることができていない。これはまさに，ヴィトゲンシュタインがモデル作成した「アスペクト盲」の一例である。この概念をめぐる詳細に立ち入る余裕はないが，野矢[15]はその本質を，「アスペクトゲーム」に参加できないことだと指摘している。アスペクトゲームは，アスペクトの「変化の可能性，他の選択肢の存在」を前提として，「いくつかの選択肢の中からひとつを浮かび上がらせる」ものである。だから，独自の他のアスペクトを優先させたり常識的なアスペクトが浮かんで来なかったりすると，他者の視点を理解できないので，そのゲームに入ることができない。それを否定的に表現すれば，他のアスペクトを想像する作用

に障害がある。しかし，代償する機能がある場合，元の文脈に拘泥しないことで新たな見え方もありうる。

　ヴィトゲンシュタインは，見方によってウサギにもアヒルにも見える図形を持ち出して「アスペクト盲」を言い，言葉の理解でも同様に「意味盲」[16]を提唱した。彼は「半ば視覚経験であり半ば思考」である「閃き」つまりアスペクト切り替えの体験に匹敵するものを，興味深いことに，「夢」に擬えた（「これを一つの夢と呼べ，それは何も変えはしない」（第Ⅱ部 xi (273)））。そして夢が単に随伴現象であるかのように，その価値に懐疑的である。「意味が心に浮かぶことを夢と較べるならば，われわれは通常夢なしで語る。すると意味盲は，つねに夢なしで語る者であると言えよう」[16] (232)。彼は，意味盲も重大ではないかのように書く。「あたかも意味盲は大して失いえないように見える」(202)。

　野矢は，アスペクト体験にこそ「われわれの実践の根が存している」と認めて，「アスペクト盲」および「意味盲」について，それぞれ「物と知覚の完全な癒着」および「意味理解と意味とが完全な癒着」となっているので，「見誤り」も「誤解」もありえない，とする。だから，遠目では蛇に見えたが近寄ったら縄だった，という通常の経験では，「蛇として」見ていたのが「縄として」見えるというアスペクトの変換が起きるのに対して，アスペクト盲では，「蛇を」見て次に「縄を」見たというように物の側が変転する，と説く。だがこれはやはり思考実験であり，閃きすなわち直観が働かなくても，現実には脳の他の機能が動員され蛇がいた場所の記憶と現に在る物を突き合わせたり，周囲からそれは見誤りだと教えられたりすることによって，理知的に補正するようになる（本書所収の清水の患者が「否定する要素は皆無なので」「非常に消極的に肯定する」というように，アスペクト盲は刻々と表情が変わることが自然である「顔」の認識に困難をもたらす）。

　しかしその結果，却って状況に囚われず，対案を捻出することもありうる。色盲に準じる色弱に倣って言えば，人は特定の事柄に関してアスペク

ト弱あるいは意味弱でありうる。さもなければ勘違いも新しいアイデアも生まれないだろう。これは AS 心性に見られるものでもある。

VI. 複数の生活形式，複数の治療法

　こうした論考を含む『哲学探究』[2]の中で，「生活形式」の表現は 5 回登場する。これが普通の生活場面のみを指すなら，敢えてヴィトゲンシュタインに依拠しなくてもよいかもしれない。実際に彼は，ほとんど実例を挙げていない。しかし，唐突に例を出したところがある。「たとえライオンが話せたとしても，われわれはそれを理解することはできないであろう」（第Ⅱ部 xi（327））。この例を挙げるとき，彼は夢とともに語っていないだろうか。彼は「意味盲」を巡って，その有無が本当に大差ないのか，決めかねているようである。一方ではそれを無視しうるかのように言い，もう一方では叙述の実践において，（それほど独創的ではないにしても）閃きを用いている。このライオンの追加は，「何も変えはしない」だろうか。それはまず，生活形式というものの複数性を提起している。

　この引用に先立って彼は，「痛み」のような個人的な経験であっても「隠されてはいない」と論じたうえで，「人は他人には全くの謎でありうる」（325）と書いている。それは，「全く異国の伝統を有する異国の土地に来る」ような場合である。そこで彼は，「たとえその土地の言葉を習得していても」と注意する。「彼らが自分たちに何を話しているか」を知っていても，同じである。それではその土地の「人々を**理解**していない」し，「われわれは彼らに順応 sich finden」できないとされる。この違いを生むのは，生活経験以外にはないだろう。続いて彼は確実性の問題を論じながら数ページ後に，こう著す。「受け入れられるべきもの，与えられているものは——**生活形式**である，と言えよう」（第Ⅱ部 xi（345）強調は原文）。ライオンで言えばライオンの生活があり，特殊な形式においてしか人間と共生できない。人がライオンを理解できないのは，ライオンが別の生活形式を

持っているからである。『哲学探究』第1部241でも，一致すべきは生活形式であると述べられていた。「『それでは君は，人間の一致が，何が正しく何が誤りかを決定する，と言うのか？』——正しかったり誤ったりするものは，人間が言うことだ。そして，人間が一致するのは，**言語**においてである。それは意見 Meinung の一致ではなく，生活形式の一致である」。

さてヴィトゲンシュタインは，「哲学の方法は一つではなく，複数の方法が，いわば，異なった治療法（Therapien）がある」（同第1部133）と述べている。一般に彼は「治療法」によって，誤って立てられた問題を解消することを指しており，積極的な指示は行なっていないと考えられている。アスペクト盲あるいは意味盲についても，どうするのがよいということはない。それらもまた「生活形式」であるに違いない。異なる生活形式と関わるには，それを治療法と呼ぶかどうかは別として，複数の方法があるだろう。敬遠する，差異を無視する，矯正する，基準を制定する，あるいは理解を深める……それをどう行なうのか。ウィトゲンシュタインは，こう書いている。「或る言語を想像すること（sich vorstellen）は，或る生活形式を想像することである」（第1部19）。これはおそらく，「生活形式」に関する単なる叙述である。しかしそれは，或る種の誘いのようにも聞こえる。また，その対偶を取って「生活形式を想像しなければ，言語を想像することはできない」と言い換えると，それは要請のようでもある。ライオンほど懸け離れていなくても，特殊な語用をする者を理解するには，その生活形式を想像しなければならない。——これはアスペクト盲に抗して提起された，AS 心性に迫るための治療指針と言えるかもしれない。

D 子の偏って乏しく見える生活形式と違って，重なりや共有性を想像しやすい例もある。

〔事例5．E子〕20代前半の女性

E 子は遠距離にボーイフレンドがおり，大学を卒業するまで目立った躓きはなく，精神科を受診したことはなかった。しかし入社数カ月で突然自

殺未遂を起こし，理由を告げずに自殺企図を続けた。そのためE子は何カ所かの精神科病院に入院し，最終的に閉鎖病棟の適応となった。当初E子は自殺企図の動機を尋ねられても，「小さい時から別に生きていなくてもいいと思っていた，生へのこだわりは元々薄い」と話し，「彼だけが信じられる。親の奴隷だから入院させられている。いつまで入院なのか」と訴えた。

しかしE子は性格的に素直で，初め自分の予定が全部崩れたことで「主治医が嫌」「死にたい」と繰り返していたが，「何か頑張れる理由をください」と言うようになった。そして将来について，極めて悲観的に感じていることを打ち明けるようになった。「主治医が嫌だ」と言っていた点については，「ゆっくり話してほしい」とだけ言い，引きずる様子はなかった。E子は不適応を起こしていた勤務先を解雇されたことにショックは受けたが，主治医は〈もっと自分に合ったところ探したり，適性を伸ばしたりする機関がある〉と伝え，ASDについて解説した本を紹介した。E子は内容に大体賛成して，「彼にも読んでもらっている」と言った。最終的にE子は，彼との賭けに負けたので，生きなきゃいけなくなったから，テキトーにせずに身体の管理もします，と退院していった。

E子は心理検査以前に，独特のテンポと応答・奇妙な理由付けで無動機に見える自殺企図から，自閉スペクトラム症が疑われた。ロールシャッハテストでは，E子は「どこがどうですかと言われてもわからないです」と，検査を中断した。SCTでは，「私の父は」および「私の母は」という書き出しには，それぞれの名前を書いた。そしてHTPでは，画面に「木を一本」「人を1人顔だけでなく全身を」と教示も書き，家は，紙を横長に4分割して，右上に「いえ」，その下に「家」，左上に書き割りのような家の絵を小さく描き，その下に「イエ」と，4通りに書いた。

こうした結果は通常，想像力の貧困として取られるだろう。E子が好きなのは「動物と友達とマンガと飯と彼氏」だったが，「家」の課題はマン

ガのコマ割りとしても成立していない。しかし，この苦し紛れに見える表現には，E子の日常行動を知ると，別の意味があるようにも思われる。E子は病院のエレベーターに乗ると，先に降りる人たちのために開ボタンを押し続けて，いつも最後に降りるのだった。彼女の奇異な四通りの表記も，一揃いの表現を示したのだとすると，根にはE子の優しさや親切心があるのだろう。この特質がE子に，生活形式が重ならないなりに，共生していくことを可能にするかもしれない。

Ⅶ. おわりに――『猫を抱いて象と泳ぐ』[1]の世界へ

ヴィトゲンシュタインはライオンにどのような感情を抱いていたのだろうか。彼にとってそれは生きた存在というより，動物についての類型的なイメージのひとつだったのではないか。アメリカ映画をよく見たとのことだから，案外MGMのトレードマークから思いついたのかもしれない。彼の自己イメージならば，「甲虫」の方が近いと思われる。

小論は，小川洋子氏の小説『猫を抱いて象と泳ぐ』の世界観へのオマージュでもある。この小説は，もちろんASDをモデルとして謳ってはいないし，主人公リトル・アリョーヒンにASDが正確に合致するということでもない。それでもそこには，彼がからくり人形を通じてチェスの特異な才能と限られた社会性という，2つの生活形式の折り合いを付けているのが見られるばかりでなく，おそらく奇妙に映る外観に反した独特の感性の内的な世界も，垣間見ることができる。AS心性は，どちらかというとヒトよりも，アメーバのような微生物も含めて，動植物に親和性があるように見える。彼らの心の世界に登場する動物たちも，独特の在りようをしており，動物そのままではない。ほぼ空想的な存在であっても，それらには実在と等価の存在価値がある。不思議なコラージュだが，大事な愛着対象である。リトル・アリョーヒンにとっての「猫」にも「象」にも，そうした特異性がある。しかしその世界の理解には，治療者からの想像作用によ

る積極的な接近が必要となる。それが，猫を抱いて象と泳げ，と掲げた所以である。

　小説は，7歳の少年と象のインディラとの出会いから始まる。実際には彼は，その象に会ったことがない。少年が目にしたのは，体が大きくなりすぎてデパートの屋上から降りられず一生をそこで過ごすことになった，と物語る立て札や，往時の足輪だけである。しかしそこにいない象は少年の空想の中に取り入れられ，少年は思い巡らせる。

　少年の両親は，弟が生まれてすぐに離婚している。実家に戻った母は，少年が5歳のときに亡くなった。祖父は家具職人である。祖母は，母が亡くなって以来，布巾を手放すことができない。布巾は一人娘の代わりである。少年は，生まれた時，唇が癒着していた。それは切開され，そこに脛の皮膚が移植された。これは後に，太く黒い体毛を伸ばすようになることで，11歳の身長のままの彼が成人していることを表す部位となる。

　祖父は彼に，ほどよく閉じてこもれる世界，ボックス・ベッドを作ってくれる。その中で彼は，壁と壁の隙間に挟まれて出られなくなったという少女，ミイラを話し相手とする。

　産毛を生やす彼の唇は，学校でからかいいじめの対象となる。少年は祖母に，なぜ神様は自分をおっぱいも飲めないような人間に作ったの？と問う。それに対して少年は祖母から，神様はきっと，どこかに「普通の人にはない特別な仕掛けを施してくださった」はずだ，それを自分で見つけるのだ，お前が大きくなるのがおばあちゃんは楽しみでならないよ，と言われて育つ。いじめは，彼がプールで溺死体の発見者となることで終わりとなるが，今度は，「死体を見た子供」として，彼はもともと死んだ存在とばかり関わっていたが，なおいっそう周囲との異質性が際立つようになる。

　しかし少年は，あることをきっかけに社会との一定の接点ができる。それがチェスである。太り過ぎのマスターが住むバスの中で，少年はチェス盤とその下の猫を見出す。猫の名はポーン――そう，猫とはチェスの歩兵

のことでもあった。そして象——ビショップは，英語圏では僧侶でも，元はアラビア語で象だったという。デパートの屋上とボックス・ベッドの天井，チェス盤は，彼にとって同じ海である。その空間は，少年が空想世界を浮遊しながら現実と関わるのを許容する。それは閉じていながら，象がいたデパートの屋上にも，死体が浮いていたプールにも通じている。天井にチェッカー模様の升目を描いてもらったボックス・ベッドは，後の職場，リトル・アリョーヒン人形の前身となる。

その後，彼は肩に鳩を載せた手品師の娘と会い，ミイラだと確信する。それまで彼と全く面識もなかった娘は，そう言われてさぞ驚いただろうが，彼の思いに寄り添って行動する。それに続く彼の数奇な生涯については，人形の帰趨とともに大変興味深く，小論とも無関係ではないが，読者の楽しみを妨げないように触れないでおきたい。

作者小川洋子は，「チェス盤の下に隠れている，猫を抱いた小さな彼を，どうか見つけて下さい。彼の書く詩は，象のように深遠です」[17]と書いている。彼らと共に生きていくために，私たちはこうした想像力を求められているだろう。

文献

1) 小川洋子：猫を抱いて象と泳ぐ．文藝春秋，東京，2009．
2) Wittgenstein, L.：Philosophical Investigations. The German text, with an English translation by G. E. M. Anscombe, P. M. S. Hacker and Joachim Schulte. Revised 4th edition by P. M. S. Hacker and Joachim Schulte, Wiley-Blackwell, 2009.
3) 衣笠隆幸：境界性パーソナリティ障害と発達障害："重ね着症候群"について—治療的アプローチの違い．精神科治療学，19：693-699, 2004.
4) 本田秀夫：大人になった発達障害．認知神経科学，19：33-38, 2017.
5) 福本修，平井正三編：精神分析から見た成人の自閉スペクトラム．誠信書房，東京，2016．
6) Tustin, F.：Autism and Childhood Psychosis. Hogarth, 1972.（平井正三監訳：自閉症と小児精神病．創元社，大阪，2005.）

7) Meltzer, D.：Adhesive identification. Contemporary Psycho-Analysis, 11：289-310, 1975.
8) Bion, W. R.：Learning from Experience. William Heinemann Medical Books, 1962.（福本修訳：経験から学ぶこと．精神分析の方法Ⅰ, 法政大学出版局, 東京, 1999.）
9) Bick, E.：The Experience of the Skin in Early Object-Relations. J. Psycho-Anal., 49：484-486, 1968.
10) Meltzer, D, Bremner J, Hoxter S. et al.：Explorations in Autism：A Psycho-Analytical Study. The Clunie Press, 1975.（平井正三監訳, ドナルド・メルツァー他著：自閉症世界の探求―精神分析的研究より. 金剛出版, 東京, 2014.）
11) 福本修：現代クライン派の精神分析臨床. 金剛出版, 東京, 2013.
12) Tustin, F.：Autistic objects. R. Psycho-Anal., 7：27-39, 1980.
13) Tustin, F.：Autistic shapes. R. Psycho-Anal., 11：279-290, 1984.
14) Ogden, T. H.：On the concept of an autistic-contiguous position. J. Psycho-Anal., 70：127-140, 1989.
15) 野矢茂樹：規則とアスペクト―『哲学探究』第Ⅱ部からの展開―. 北海道大学文学部紀要, 36（2）：95-135, 1988.
16) Wittgenstein, L.：Remarks on the Philosophy of Psychology. Vol.1. Edited and translated by G. E. M. Anscombe, Heikki Nyman, G. H. von Wright. Wiley-Blackwell, 1991.
17) 小川洋子：http://www.bunshun.co.jp/pick-up/nekowodaite/contents.html

第9章 自閉症スペクトラム障害の思春期，統合失調症の発症
―― インファンティアと言語活動

鈴木 國文

I．はじめに――発達障害と精神病理学

　自閉症スペクトラム障害（Autism Spectrum Disorder，以下ASD）は，そのスペクトラムの全域にわたって言語活動に何らかの制約をもつ病態であり，そのことは，言語獲得に明確な障害のある重度の自閉症においてだけでなく，高機能自閉症，アスペルガー障害と呼ばれる病態においても，やはり例外ではない。この稿では，言語活動と主体の関係に焦点を当て，自閉症スペクトラム障害を「言語活動への特異な参入の仕方」に起因する病理として捉えてみようと思う。そして，そうした視点を取ることで，この病態について，精神病理学に固有の問題領域を示すことができればと考えている。

　杉山は，その著『自閉症の精神病理と治療』[1]の中で，「自閉症の言語コミュニケーション障害は，語用論的な障害が中心という結論をすでに得ている」と現在の知見を要約した上で，しかし「語用論的な障害とはいったい何なのだろうか」と，本質に立ち戻るような問いを立てている。そして「自閉症の言語コミュニケーションの障害とは，自閉症における他の特徴，社会性の障害や想像力の障害と同じ基盤をもったコミュニケーションの障害であり，単なる言語障害とは質を異にするもの」ではないかと推論

する。さらに，杉山は自閉症者の言語機能を「自己意識の成立不全の上に成り立つ」言語機能と捉え，制限をもつその言語機能が「言語における共同主観的機能に障害を生じ」させるのではないかと考えている。

本稿では，杉山が時間的に継起するものとして捉えたこうした問題を「言語活動への特異な参入の仕方」という，哲学上の議論を踏まえた問題設定のうちに捉えようとするものと言ってもいいだろう。とはいえ，経験的知見の上に立てられた杉山の立論と哲学に依拠する本稿の立論との間には，しかし，問題領域の設定という点でかなり大きな隔たりがある。本稿の位置づけについて，少しばかり，説明的な議論をしておく必要があるだろう。

統合失調症に関する精神病理学の一部は，人間の経験の可能性の条件としての先験的，あるいは超越論的地平に焦点を当ててきた。ビンスワンガー，ブランケンブルク，木村敏などの現象学的人間学が拓いた領域である。それは，統合失調症という病態そのものがそうした領域の考察を要請するものであり，そうした視点がなければ捉えられない部分をもっていたからに他ならない。

ここで，用語を整理しておくなら，「先験的」というのは哲学で言うところの経験の前提となるもの，あるいは経験に先立つものという意味での先験的次元（カント）であり，その問題について論じられるのが超越論的な議論ということになる。つまり，それは主体の認識，理性，判断というものが成立する条件としての論理的以前に関する議論を指している[注1]。

ブランケンブルクの『自明性の喪失』[2]で論じられている症例アンネ・

注1）先験的次元は経験の成立に先行するという限りで，いわゆる「経験科学」の視野には入ってこない。経験科学は経験の成立を前提とした学問と言ってもいいだろう。中世の論理学，神学は，ウーヌム（unum〔一〕），アリクィド（aliquid〔或るもの〕），ボヌム（bonum〔善〕），ウェールム（verum〔真〕）などの純粋存在の領域を「トランスケンデンティア（超越）」の次元のものとしていた。これらが「超越概念」と呼ばれたのは，それらが自身よりも上位にそれらがそこに内包され，そこから出発することによって定義されるようなものを持っていないからである。近代哲学の「超越論的」という問題設定は中世のこの「超越概念」に起源をもっている。

ラウが実はアスペルガー障害だったのではないかという指摘があって，議論となったことがあったが，私には，この指摘はむしろ発達障害という病態とこの次元の議論，つまり超越論的な議論との親和性を示唆しているように思われて，興味深かった。つまり，「発達障害」という病態もまた，超越論的な議論を要するような先験的次元の問題を有していることが想定されるのだ。

「言語活動への特異な参入の仕方」という問題領域は，当然のように先験的な事態を問わなければ論ずることはできない。経験は言語に参入して初めて成立するものであるからだ。しかし，ビンスワンガーもブランケンブルクも言語の問題を中心的には扱っていない。そのため，ここでは，先験的な問題と言語の問題とを結ぶために，精神病理学における考察を一歩前に進めることが求められているのだ。

「言語活動への参入の仕方」という視点からASDと統合失調症の比較という問題に新たな光を当てようとするこの稿の問いの立て方は，当然，ラカンの論考に多くを負うものである。しかし，この稿では，ラカンではなく，現象学的人間学との連接がつかみやすい哲学上の論考に依拠しようと思う。「インファンティア」をめぐるアガンベンの論考である。

II．言語と人間存在

1．インファンティアという概念が示す場

「インファンティア」という概念は，アガンベンが1978年の著作，『幼児期と歴史（Infanzia e storia）』[3]において提唱した概念である。訳書タイトルの「幼児期」という訳語は現代イタリア語の日常的な意味に添ったものだが，訳者も指摘しているように，この本で言う「infanzia」は「言語活動をもたない状態（in fantia）」というラテン語の原義を踏まえて概念化されたもので，「幼児期」と言うより「インファンティア」と片仮名表

記した方がその真の意味を込めやすい概念である。

　ASDの諸研究においては，発達という視点から「言語獲得」という問題が繰り返し論じられてきているが，言語獲得という契機について，ここではまず，2つの重要な点を指摘しておきたいと思う。いずれもアガンベンに依拠した指摘である。

　第一の指摘は，<u>人間は言語を「獲得」しなければ話し得ない</u>ということである。当たり前のことのように思われるが，このことは，「インファンティア」という概念が要請される本質的要因とも言うべき重要な点なのである。

　人間は言語の体系の中に他者を通して入り込まない限り話すことはできない。このことの特異性は，他の動物がそういう契機なくコミュニケーションに至ることと比べれば，明白だろう。例えば，鳥たちは個体として隔絶されて育っても啼く。そして，その季節になれば番う。このことをアガンベンは「人間はつねにすでに語る存在ではない」と言い，次のように書いている。

　「動物たちは言語活動が欠如しているわけではない。逆に，動物たちはつねに絶対的に言語である。動物たちにおいては，『純粋無垢な大地の神聖な声』は，中断も分裂も知らない。……動物たちは言語の中に入り込むのではない。<u>動物たちはつねにすでに言語の中に存在しているのである。</u>これにたいして，<u>人間は，インファンティア〔言語活動をもたない状態〕をもっているために，つねにすでに語る存在でないために，この単一の言語を分割する。</u>（アガンベン『幼児期と歴史』邦訳p.91）（強調下線鈴木，以下同様）」

　この「獲得しなければ語りえない」という事態こそ，インファンティアという概念が指し示している次元である。

　第二の重要な指摘は，<u>言語の獲得ということが，発達における一回限りの出来事ではない</u>という点である。飛行機は離陸して空を飛ぶが，エンジンが止まれば落ちる。自転車も漕ぐのをやめれば倒れる。言語と主体の関係もそれに似て，つねにある種の獲得をし続けなければ主体自身が機能し

ない。インファンティア（言語活動のない状態）は，つねに人間の営みのどこかで存続していると言ってもいいだろう。アガンベンは次のように書いている。

「インファンティアは，たんに，<u>クロノロジー的に言語活動に先行していて，ある時点に至ると，存在することをやめて言葉の中に流れ込んでいくようなものではありえない</u>，……それは，わたしたちがある瞬間にいたって二度と戻ることなくそこから立ち去って語ることの世界へと移っている天国のようなものではない。そうではなくて，それはもともと言語活動と共存しているのであり，それどころかそれ自体，言語活動がことあるたびにそこから主体としての人間を生み出しつつ実現するところの剥奪を通じて構成されているのである。(*ibid.* 84-85)」

「言語の獲得は一回限りの出来事ではない」と言われても，いまひとつピンとこないかもしれない。しかし，「ラングからディスクールを立ち上げることが繰り返されている」と言うなら，少し問題が把握しやすくなるだろう。ここでラングとは，共時的なものとしての言語の体系，ラカンならシニフィアンの体系と言うだろうところのものであり，ディスクールとは，通時的なもの，出来事としての言説，主語があり動詞があり文の終点がある一連の語の連なりで，それには，主体（sujet），主語（sujet）として表される主体の生起が伴っている。

アガンベンは，共時的なものから通時的なものへのこの飛躍に，主体と歴史の出現という契機を見ているのだ。彼は，バンヴェニストの言葉を借りて「記号論的なものから意味論的なものが立ち上がる，記号論的なものから意味論的なものを切り離す」という言い方もしている。先の引用で「人間は，インファンティアをもっているために，……この単一の言語を分割する」と言う時の「分割」とは，記号論的なものからの意味論的なものの分割であり，ラングからディスクールを立ち上げることなのである。インファンティアという概念は，この立ち上げをしなくてはならないという事態そのものを指している。

「記号論的なものは，バベル以前の自然の純粋言語に他ならず，人間は話すためにこれに参与するが，しかしまた，つねにそこからインファンティアのバベルへと抜け出そうとしている。意味論的なものに関して言えば，それは記号論的なものがディスクールの世界へと瞬時出現したものとしてしか存在しないのであって，<u>その諸要素は口から発せられるや否や，再び純粋言語へと落ち込んでいく</u>のであり，これらの要素を純粋言語はその沈黙の記号の辞書の中に再び回収するのである。<u>ただほんの一瞬だけ，イルカのごとく，人間の言語活動は自然の記号論的な海から頭を外に持ち上げるにすぎない</u>。(*ibid*. p.99)」

イルカの跳躍のような「ディスクールの立ち上げ」と「記号の辞書」への回収という運動こそが，主体という現象の正体なのである。このイルカの比喩の後のアガンベンの文章は次のように続いている。

「しかし，人間的なものとは，もともと，純粋言語からディスクールへのこの移行以外のものではない。そして，この転移，この瞬間が，歴史なのだ。(*ibid*. p.99)」

発生機の歴史は，まさにインファンティアによって支えられているのである。

2. インファンティア，つまり「先験的経験」

インファンティアに関する議論は，経験と言語活動の関係を論ずることへと直接つながっているのだが，この議論が置かれた自己矛盾的，自家撞着的な位置について，ここで少し論じておきたい。アガンベンはベンヤミンの『来たるべき哲学』の「超越論的経験」という言葉を引いて，インファンティアに関する議論の場について，「『超越論的経験』という——カントからすれば断固として提唱しがたい——言葉によってのみ定義しうるような経験である (*ibid*. p.4)」と書いている。ここで，敢えてこの点に触れるのは，インファンティアという概念が拓くこの不可能な場とASDの病

態が繰り広げられる場が同じような自己矛盾を含んでいると考えるからである。

　ついでに言っておくなら，この問題領域は現代思想の喫緊の課題とも結びついている。「現代思想の最もさしせまった任務の一つは，たしかに，超越論的なものの概念を言語活動との関係において定義しなおすことである。じじつ，カントが超越論的なものの概念を分節することができたのは，言語活動の問題を立てるのをなおざりにした限りにおいてであったというのが真実であるとすれば，これに対して今日では，『超越論的』とは，ただ言語活動のみに支えられた経験，そこにおいて経験されるのが言語自身であるような，言葉の本来の意味においての〈言語活動の経験〉をこそ指すのでなければならない。……このタイプの〈言語活動の経験〉がインファンティアなのだ。(*ibid.* p.4)」

　アガンベンは，カントは，言語活動について論じなかったからこそ経験と先験的なものを載然と分けて論ずることができたのだと言い，カントが問うている超越論的な次元に純粋の言語活動を見，本来的な意味でのこの〈言語活動の経験〉をインファンティアと呼んでいるのである。それは「言語活動のない〈言語活動の経験〉」なのだが，この地平こそ「自閉症」という事態が私たちにつきつけている問題領域なのではないかと思う。ASDの人たちの困難は，ラングからディスクールを立ち上げるという「発生機の言語活動」における困難であり，彼らの言語活動はそうした困難における「言語活動」なのである。

III. 症例

症例A　統合失調症，男性

　幼小児期，特に目立つことのない，親の言うことをよくきく子だったという。勉強ができ，進学校に進んでいる。高校生の時，「醜貌恐怖」があり，通学時も顔を上げることができないほどだったという。現役で大学に入学

するが，大学入学後も「醜貌恐怖」は続き，また，「自分は変態じゃないか」という不安を抱いたりしている。同じ頃，本を読むと影響を強く受け，内容の一部をそのまま受け入れ，その通りにしようとする傾向がみられた。たとえば「対人恐怖には親の育て方が影響している」と書かれた本を読むと，「どうしてこんな育て方をした」と母親を詰問し続けるといったことがあった。22歳で精神科を初診。この時すでに「歌手Cが歌詞で勇気づける」「作家Dの小説がボクに……ということを示唆している」といった発言がきかれた。その後，大学を卒業し，就職も果たしている。

就職した年の23歳の秋，「盗撮，盗聴をされている」「自分が世界に影響を与えている」という妄想をもって顕在発症に至っている。この発症には，2つの事柄が重要な要因として絡んでいた。ひとつは職場に憧れる女性がいたこと，もうひとつは発症の半年前，就職直後の宴会のエピソードである。その宴会で彼はだんだん裸になっていくゲームに参加させられ，パンツ1枚になった。発症前，彼はこのエピソードに拘り，「その時のことを撮影されたものが流されているのではないか」と言い始める。そして，その時にマゾヒスティックな快感があったことが件の女性に知られるという観念をもち，それが盗撮盗聴の妄想へと発展する。同時に，「どうしろ」という指令が様々な形（歌詞，書物，事件）で自分に送られてくると語るようになる。

やがて，仕事が手につかなくなり，就職後2年目に会社を辞める。以来，10数年ずっと診療を続けているが，妄想の前景化，後景化という波はあるとはいえ，ほぼ持続的に「盗撮，盗聴，自分のことが世界に広がっている」という妄想が持続している。

典型的な統合失調症の発症パターンと言えよう。ただ，見ようによっては，「発症前」の初診の時点ですでに発症していたととれなくもない。しかし，この時期の書物の影響や歌詞のメッセージなどは，奇妙ではあったが，いわゆる病的体験や妄想の形式を備えてはいなかった。「メッセージ」

の内容も「自分で切り開け」とか「女には強く出ろ」といった，ありがちな「人生訓」のようなものであった．

しかし，「発症」の時点で，体験の形式も内容も大きく変わっている．まず，「宴会の場面が撮られ，映像が流布する」という着想を経て，「生活全体が盗撮，盗聴される」と汎化された漏えい感が出現する．そして，「どうしろ」という指令が届くようになる．自身の生の全体が〈他者〉の側に乗っとられたような状況である．世界に漏えいする内容も，当初は「マゾヒスティックな感情」であったが，すぐに「言いようのないもの」へと変形する．彼の主体自身が大きな「非意味」に塗り込められたような状況である．一方，「どうしろ」という「指令」の方は比較的具体的で「信号が続けて赤に変わったから，次の選挙は左翼に投票しろ」といったものであった．発症を契機に世界が示唆に満ちたものとなり，彼はそれを読み取って生きるという状況に置かれるのである．

症例B　妄想的な破綻を来したASD，男性

母親によると，Bは小さい時から少し変わっていたという．

言葉の獲得に遅れがあり，始語は3歳頃だった．ただ，一旦話し始めると急速に進歩し，むしろよく話すようになった．飛行機，電車に熱中し，飛行場，陸橋に何度も行った．見た飛行機の名，航空会社，電車の名などすべて覚えていた．同じビデオを繰り返し見る傾向があり，一連のシリーズのアニメを徹底的に見ることが多かった．炊飯器が変わるのも嫌がるなど，こだわりがあった．小学校高学年くらいから読書といって漢字の辞書やことわざの辞書をよく読み，覚えていた．

小学校時代は先生に恵まれ，楽しく過ごしていた．「ひょうきん」で「おもしろい子」として通っていたという．

明確な困難は中学2年から始まっている．中学2年で激しいイジメにあった．本人は親に言わなかったが，暴力も伴うもので，発覚し，教師が介入して表面上治まった．

高校1年時はよく勉強し，それなりに成績もよかった。2年の数学の授業で先生の解き方と異なる解き方をし，「それでは一般化できない」と先生に叱責され，なおそれを続けたところ，廊下に立たされた。その日は家に帰って暴れ，「もう学校に行かない」と言いはった。結局，翌日には学校に行ったが，そのエピソード以降，急激に学校への適応が悪くなった。卒業し大学に進学したが，6月頃から朝なかなか起きず，大学に行きたがらなくなった。そのうち「車の騒音に人の声が混ざる。自分のことを言っている」とか「悪いタイミングで車が通る」などと言うようになり，8月には大学を中退，9月に精神科を受診した。

　生活史上の特徴から判断しても，ASDと診断していい症例であろう。妄想的な発言が長く続いているので，DSM-5に照らせば，統合失調症の診断を付すこともできるが，妄想様の発言のあり方，そして言説の様々な特徴が統合失調症とは異なっているように思われる。以下，その後の発言も踏まえ，それらの特徴について論ずることにしよう。

IV. 妄想様発言，記憶の想起

1. 妄想様発言

　車がらみの妄想様の発言はその後も長く持続していたが，初診前後が最も強かったようで，その頃の体験について，彼は当時，次のように語っている。

　「寝ていると，『寝ているんじゃない』と怒られているような感じがする。バロバロバローンというエンジン音が『まだそんなことをしているのか』と聞こえる。車が睨むように感じる，でも，運転手の顔を見るとそうでもないということが分かった。ボクは何か覚えてはいけないことを覚えてしまったんです」

あるいは，次のような，より妄想に近い言い方もする。「タイミングが悪い時に外の車がうるさい。ゲームをやっていて，もう少しでボスを倒すというところで炎上。するとオートバイが通る。ベートーベンを聴いていて盛り上がるところでトラック。（どうして分かるのかな？）どう言っていいかわからない。言葉がないです。ジロジロ見られているような感じです。バスが『そうだったのか』という感じで通っていく。見られて，確認されている。僕を見て『そうだったのか』と。何かが終わった時ばかりバスが通る。ありえないことがあたりまえになっちゃっている。覚えてしまった。（覚えてしまった？）はい，頭から離れなくて，こびりついてしまうということです。ドアを開けると市バスが通る，覚えてしまった」

　この訴えだけを聞くと，症例Aの盗撮，盗聴の話と大差ないようにも聞こえるが，詳しく訊いて分かったのは，この訴えには次のような前史があるという点である。高校2年の教師との衝突のあと，「自分のやり方ではダメなのではないか，叱責されるのではないか」という思いが頭から離れなくなり，事あるごとにその教師の顔が頭に浮かぶようになったという。妄想様の発言の前，彼は大学に全く適応できず，それを契機にこの妄想様状態に陥っているのだが，その時もその教師の顔が頭に浮かんでいたという。

　「覚えてしまった」という彼の言葉は，独特で，意味するところが把握しにくいものであるが，特有な記憶想起と，さらには「ある契機と他の契機が偶然でなく重なること」と関連して使われているようである。その場の経験が断裂し，その断端のいくつかが特有の記憶想起を介して結びつく。彼の「覚えてしまった」という言葉はそういうことを指しているように聞こえる。

2. 知覚，経験，想起

　この特有の記憶想起は，杉山[4]が記述した「タイムスリップ現象」に

類するものと言えるだろう。ここで，経験と想起という問題について少し考察を加えておこうと思う。

Bの特有な記憶想起には次のようなものもあった。いずれも様々な程度にある種の情動を伴っている。

「家族で東京へ行った。帰る時にムシャクシャした。（疲れたの？）いいえ。東京ということでゴジラのこと思い出した。中学2年の12月にゴジラの映画が公開されて，それを見なかったことが悔やまれて……。ゴジラの舞台は東京なのです。中学2年の時に27作目が公開された。X-9年，X-8年，X-7年，X-5年は映画館で見ているのに，X-6年の27作目を見ていない。悔しいです。翌年の28作目で最後なのです」

こだわりのアニメの鑑賞に関する欠落の想起である。ちなみに，彼は，ゴジラ映画のDVDの全てのジャケットの絵を記憶していて，見ずに描くことができる。

中学時代以降，もうひとつこだわりをもって見ていたアニメがあった。

「子供向け，女の子向けのアニメです。中3から高校の時も毎週見て録画していた。このアニメはひとりでしか見たことがない。お父さんもお母さんもどんなアニメか知らない。女の子向けで，恥ずかしい感じがする」

彼は，このアニメのDVDを高校3年の12月に大量に捨てている。この時も例の教師の顔が想起されていたという。

さらに，初診後しばらくの頃，父親のちょっとした言葉が契機でパニックを起こし，家の車のボンネットに駆け上がり車をボコボコに壊してしまったことがあった。何を想起したのかは判然としないが，「ダメだ，ダメだ」と叫んでいたという。

*

再びアガンベンに戻ろう。彼は，2008年の著作『事物としるし』[5]の中で「忘却を通してのみ，トラウマ的出来事は保存され，かつ作用する」という論を上げた後，デジャ・ヴュについてのベルグソンの言葉「私たちが何かを知覚する時，同時にそれを思い出している」を踏まえて，次のよ

うに書いている。

「わたしたちが何かを知覚する時, 同時にそれを思い出しながら忘れ去っている。この意味で, あらゆる現在は体験されなかった部分を含んでいる。……このことが意味しているのは, 体験されたものだけでなく, むしろとりわけ体験されなかったものこそ, 心的人格と歴史的伝統の骨組みに形と根拠を与え, その連続性と根拠を保証するということである。(アガンベン『事物のしるし』邦訳 p.155-156)」

経験に「体験されなかった現在」を与え,「思い出しながら忘れ去る」という性質を帯びさせているのは, 少し飛躍することを許してもらうなら,「ラングからディスクールを立ち上げる」契機, つまりはインファンティアである。この論の繋がりは,「言語への参入」と「否定的なもの」との関わりに関する哲学上の議論に拠っている[注2]。先に,「発生機の歴史はインファンティアによって支えられている」と書いたのは, まさにそのような意味においてである。おそらく, 自閉症スペクトラムの記憶では, この部分で何らかの困難が生じている[注3]。彼らの記憶は, しばしば「思い出しながら忘れ去る」というこの性質を欠く知覚の記憶である。あたかも記憶の装置に貼りついているかのごとく残るのだ。Bのゴジラの DVD の表紙の絵などはそうした記憶と言っていい。

では,「タイムスリップ」という現象も「思い出しながら忘れ去る」ことのなさを反映しているのだろうか。歴史的連鎖の厚みを欠いてスリップするという点ではそのように言えるのかもしれない。しかし, その想起の強さは, むしろ「思い出しながら忘れ去る」ことのない現在で埋め尽くされた彼らの記憶に, 何らかの裂け目が入れられることで,「思い出しながら忘れ去る」という契機がもたらされたことに拠っていると言えるのではないだろうか。つまり, そこでは「ラングからディスクールが立ち上がろう」としているのであり, インファンティアが姿をちらつかせているのである。おそらく, それだからこそ, これらの経験はある種の情動をもって想起される。Bの「教師の叱責の記憶」には, イルカが海から一瞬姿を現

したような，意味論的な言語の働きを読み取るべきなのではないだろうか。

そうした視点から見ると，彼の妄想様の発言は，まさに無理なイルカの跳躍，つまり無理に紡いだディスクールのように思われてくる。ディスクールの跳躍であるからこそ，彼はこれを母親に，そして主治医に語ろうとするのだ。彼の「覚えてはいけないことを覚えてしまった」という言葉は，「体験されなかった現在」の想起の強さのことを言っているのかもしれない。そして，そうした記憶が，現在のいくつかの断端とつながり，出来事の「偶然」という気楽さを奪いとっていると考えることができるのかもしれない。

注2）ここは議論を補う必要があるだろう。ここの論の展開は，現代哲学の主要なテーマであった「存在」と「時間」との絡みに関するアガンベンの議論を踏まえたものである。『幼児期と歴史』の次に出版されたアガンベンの著書『言葉と死』[6]（1982）では，この「時間」と「存在」の関わりに関する議論が，「否定的なものが人間に入り込む」という視点から捉えられ，次のような議論がなされている。

　「ハイデガーにとってもヘーゲルにとっても，否定的なものが人間の中に入り込んでくるのは，そもそも人間にはこの生起（言語活動の生起）が存在していなければならないからであり，人間は言語活動という出来事をつかまえたいと欲しているからである。（アガンベン『言葉と死』p.82)」そしてアガンベンは，この問題を〈声〉という契機に結び付け，次のように書く。「〈声〉は言語活動の場を開く。が，言語活動がつねにすでに否定性にとらえられており，なによりもまず，つねにすでに時間性に委ねられているような仕方で，その場所を開くのである。〈声〉のうちに（すなわち，音声の非－場所のうちに，それが〈存在した〉ということのうちに）場所をもっているかぎり，言語活動は時間のうちに場所をもつのである。言述行為が現に進行中であることを指し示しつつ，〈声〉は同時に存在と時間をも開示する。〈声〉は時間を定立するのである。(*ibid.* p.93-94)」

　また，アガンベンは，〈このもの〉，つまり指示代名詞で示されるものの認識について取り上げ，「ヘーゲルは『〈このもの〉をつかまえる』試みが必然的に否定性のうちに捕らわれたままであらざるをえないことを明らかにした。というのも，〈このもの〉は，厳密には，〈このものでないもの〉として，存在したものとして露わになるのであり，『存在したものは存在するものではない』からである。(*ibid.* p.51)」と記し，

V. インファンティアと社会

1. 経験と社会

　知覚が「思い出されながら忘れ去られる」ものであるという限りで，つまり，「インファンティア」を含む限りにおいて，それは経験となり，歴史として編まれる。この時，そういうものとして編まれた主体の経験，つまり，その人のディスクールとしての経験には，2つの大きな問いが刻まれる。人間の経験に本性上課せられる2つの重要な課題，ひとつは「真理」，もうひとつは「倫理」である。この2つは，古来，哲学がその起源を問うてきた主題であるが，キリスト教の下では神に帰すものとされていた。哲

　　「否定的なものが人間に入り込む」ことと，代名詞の成立という契機との絡みを論じ，それをラングからのディスクールの立ち上げの問題へと結んでいく。
　　「代名詞の固有の意味は——それがシフターならびに言表の指示詞である限りで——現に進行中の言述行為への送付から切り離せない。代名詞が遂行する分節——シフティング（shifting）——は，言語的てないもの（感覚的な指示行為）から言語的なものへの分節ではなくて，ラングからパロールへの分節なのだ。（ibid. p.68-69）」ここでパロール（話された言葉）という語は，これまでディスクールと呼んできたものと厳密に区別されてはいない。パロールという語の選択は単に〈声〉との関連を示唆しているのだ。この一節は，代名詞の体験が成立する時点で，体験されないもの（否定性）が知覚に入り込むということが書かれたくだりであるが，発達障害の病理と言語機能の発達との関わりを考察する上で極めて示唆に富むくだりと言えよう。指示代名詞の習得に関する困難は発達障害の病理を論ずる上で重要な要因となっているからである。

注3）ついでに言っておくなら，本書の他の章で論じられている「顔認知」，すなわちある「顔」を誰それの「顔」として同定するといった判断においては，主体はおそらく，顔の一つ一つのパーツの正確な知覚の集積から「誰それの顔」という判断をしているのではなく，むしろ，その顔の知覚において「思い出されながら忘れ去られた」部分に拠って，この同定という作業をしているのだと考えられる。もしそうなら，自閉症スペクトラム障害における顔認識の困難もまた，この「思い出されながら忘れ去られる」という契機の障害を反映していると考えられることになる。

学がこの主題を人間主体の課題として担うのは近代に至ってからである。いずれも社会というものの基礎づけに関わる課題である。

2. 経験と真理——飛翔する論理

　「経験科学」の営みに慣れたわれわれにとっては，知覚あるいは経験が真理から決定的に疎隔されているということは，いかにも想像しにくいことであるが，アガンベンがいくつかの著作で言っているように，古来，知覚あるいは経験と真理とは，決定的に疎隔されたものとして認識されてきたのである。

　「近代科学が誕生するまでは，経験と科学とはそれぞれ固有の場所をもっていたのであった。……経験の主体は，各個人の内に現在している共通感覚であった。これにたいして，科学の主体は，ヌースないしは能動的知性であって，こちらのほうは経験から分離しており，『苦痛を感じることがなく』，『神的』である。（アガンベン『幼児期と歴史』邦訳 p.28）」

　これは，いわゆる「人智」と「神智」の分離として西洋の知の伝統が背負ってきたものであるが，アガンベンはこれを「インファンティア」と結びつけ，およそ次のような論を展開している。人は生まれながらにして言葉をもたない存在であるから，言葉を獲得せねばならず，言葉を獲得する限りで，経験を成り立たせている。そして，その時，真理から決定的に疎外されるのである。いや,経験という次元に住まうという限りで,逆に「真理」という虚構の次元が結果すると言った方が正しいのかもしれない。かくして，「人智」はヌースに近づこうと永遠に努めるという苦悩を負うのである。占星術，呪術の働く場はまさにそこにあった。そして，近代科学の根もまた，本来はそこにあったのだ。

　「経験を実験という形で実現させて，科学的に検証可能なものにするということは，経験を可能な限り人間の外に，つまりは道具と数の中に移し換えていくことによって，この確実性の喪失に応えようとするものである。

(*ibid.* p.27)」

　つまり経験が真理を導くという，経験科学の誕生である。

　「しかし，このようにして，伝統的な経験は現実にはあらゆる価値を失っていったのであった。経験と確実性は両立しえないものであり，経験がひとたび計算可能で確実なものとなってしまったなら，……経験は直ちに権威を失ってしまうからである。(*ibid.* p.27-28)」

　経験と確実性（真理）は両立しない。経験は，真理に近づく代価として，経験としての本質，すなわちインファンティアとのつながりを失うのだ。

　科学の誕生に関する議論はここでは措くとして，ASD の問題に話を戻すならば，インファンティアの軛を離れて飛翔する言語の営み，つまり確実性（真理）に貼りついたような言語の営みというものがあり得るのかという点こそが問われなければならないのであろう。それは，ある種のサヴァン症候群に「経験を欠いてヌースを手にする天才たち」の姿を見ることができるのかという問いと言ってもいいだろう。

　B は，父親が彼のために買った DVD プレーヤーを絶対に使おうとしないということがあったが，その理由を彼はこう説明している。「そのプレーヤーはいい加減です。四角いボタンがあるのです。その四角の中に open と書いてあって，上に push と書いてある。反対ならいいですけど，絶対にいい加減です」。論理の確実性を信じる B のこうした思考には，定型発達者の思考に見られるためらいがない。ためらいのないまま，論理が飛翔しているのだ。しかし，では，定型発達者はいったい何に配慮して確実性（真理）への接近にしばしば留保を置くのだろう。この点もおそらく，経験に含まれる「思い出しながら忘れ去る」という契機と深い関わりがあるのだと思う。しかし，ここでは，この問題への解を急ぐことはせず，ASD の思考のあり方のうち，「飛翔する論理」とは少し違う方向にあるものへと考察を移すことにしよう。

3. 閉じる呪術

　Bの言説には，こうした「飛翔する論理」とはニュアンスを異にするもうひとつの奇妙さがしばしば見られた。経験が特有の仕方で総理大臣の名，干支などへと結びつけられるのだ。「小学校の時，首相はFさんだった。Gさんの時が一番良かった，中学の時はHさんで，それなりに良かった。その後，IさんからJさんになって楽しいことが増えると思ったけど，ダメだった」。政治内容を云々しているわけではない，ただ自身の経験区分と総理大臣の名を対応させているだけなのだ。彼独自の呪術のようなものである。過去でなく，先の予測に関しても「子年は良かったから，その反対の午年は良くないだろう」などと言うこともあった。さらに，目前の事柄にも奇妙な結びつけを行う。「先生は辰年，ボクは巳年です。同じ長い動物でうれしいです」「第7診察室は嫌です。第5診察室がいい。7はオートバイに乗っている人の形に見える。5は先生の干支の龍の右上にありますから（確かに龍の字には右上に5と似た形がある）」

　これらは，他者へと向かうようで，結局，自身へと閉じる歴史記述，閉じた言説と言えるだろう。おそらく，彼の世界はこうした言説である種の静穏の中に納められてきたのだ。彼はそれまで，こうした言語の使い方，象徴体系の使い方を様々に実践してきたに違いない。彼なりの仕方で歴史を閉じ，共時的な体系（象徴体系）へと結びつけようとしているのだ。いわば，「社会」へと触手を出してディスクールを繰り出しながら，彼ひとりのまじないともいうべき形式で，結局は共時性（象徴体系）の中に沈みこんでいるのだ。確かに，小学生なら「面白い子」ですむかもしれない。しかし，思春期以降，こうした思考は他者には異物と映るだろう。

　これらの言説は，他者に向かって話されていながら，他者がそれに参加することはできない。実際，そんな理由で「第5診察室がいいです」と言われても，私としてはただ「そうですか」と答えるより他ない。ここに決定的に欠けているのは，「他者の参加」に対する顧慮である。しかし，重

要な点は，彼らが「他者の参加」への顧慮に欠けているからこのような言説に至るわけではなく，彼らの言語との出会いがある特有さをもっていることと「他者の参加」への顧慮の欠如とは同じことの表裏だという点にこそあるのだろう。この表裏のからくりを考察するためにも，インファンティアという概念が拓く問題領域は重要である。

　これらの言説は，進展しない歴史，共有されない経験であり，象徴的な体系へと沈潜しようとする方向を示している。共時的なものへと沈みこむことで，結局はディスクールを閉じる方向である。

4. 妄想的体験と倫理

　こうした方向の発言と比べると，先の妄想様の発言は様相を異にしている。彼は「これではいけない」と言われていると感じ，パニックに陥りそうになりながら，「覚えてしまった」と苦悶しているのだ。そこには，他者へと向けられた「顧慮」があり，インファンティアが，答えのないまま，続く言葉のないままに，宙吊りにされている。それは，言わば，通時的なものへの立ち上がりが宙吊りされた姿である。バスもトラックも「バロバロバローン（そんなことをしていていいのか）」と言って走っていく。ここには，倫理的次元の萌芽を見ることすらできるのではないか。おそらく，「幼稚で女の子みたいなDVD」を全部処分してしまったのも，彼なりの何かへの「顧慮」のためである。さらに言うなら，パニックにも，そうしたインファンティアの宙吊りという契機を見ることができるのかもしれない。

5. ASDのディスクールの4つの様態

　アガンベンは『幼児期と歴史』の中盤で「社会」を儀礼と遊戯という2つの側面から読み解き，次のように書いている。

「儀礼が通時態を共時態に変形するための機械であるとすれば，逆に，遊戯の方は共時態を通時態に変形するための機械なのである。(アガンベン『幼児期と歴史』邦訳 p.132)」

そして，社会というものは，この2つが2つながら一体となったものだと強調する。

「わたしたちは儀礼と遊戯を二つの相違する機械としてではなくて，単一の機械として考えることができるのだ。それらは単一の軌道システムが分離不可能な二つのカテゴリーに基づいて分節化されたものであって，その連関と差異にシステムそのものの機能は依拠しているのである。(アガンベン『幼児期と歴史』邦訳 p.133)」

自閉症的なあり方の問題の本質は，この2つの方向のそれぞれが，ばらばらにしか機能しないことにあると言うことはできないか。そこでは，いわば海から跳ね上がったイルカが宙吊りにされているか(パニック，妄想)，一見他者へと向かいながら，共時態の海の中へと沈潜してしまうか（自閉的呪術)，その二方向がバラバラに機能しているように見えるのだ。この二方向に，先に論じた「飛翔する論理」という様態，さらにこの稿では論じていない，同じ語ばかりを反復するような様態の2つを加え，私たちは，彼らのディスクールに4つの様態を見ることができるのではないだろうか。ここでは，そうした見方を仮説として提示しておきたい。

VI. 統合失調症の発症，ASDの困難

ここで簡単に，統合失調症の発症という点に戻っておこう。統合失調症の患者は発症以前，通常の経験を積み，歴史を紡いでいるように見える。インファンティアを言説へと紡いでいるのである。しかし，ある時点で，自身の側に大きな非意味の穴があき，真理が外からやってくるようになるという形で，彼らは発症する。統合失調症の妄想では，問いより先に答えの方がやって来るのである。彼らは，妄想という一大歴史を発症という一

点において生き，その後，歴史を紡ぐことに困難をもつことになる。あるいは，再発という限りで，発症という一大歴史を繰り返す。彼らが歴史を取り返すのは，妄想の更新か，あるいは二重見当識においてである。彼らの発症においては，インファンティアの領域は見えにくい。彼らの妄想では，インファンティアが立ち上がる前に，外からやってくる「真理」に，主体が押し潰されているのである。彼らの病理にインファンティアの契機を見ようとするならば，彼らが妄想を語るという，その事実の中に探し求めるしかないだろう。

　それに対し，ASD の人が「妄想」をもつ時，彼らは，問いが立って答えが現れないという状況に置かれている。しかし，彼らは，通常の生活では，彼らなりの答えの中で生活しているのである。彼らの障害の本質は，問いと答えとがバラバラに出現することにあると言えるだろう。いわば，インファンティアの課す課題を，彼らはこの 2 つの方向で，言説へと紡いでいるのである（「飛翔する論理」と「単一語の反復」のことはここでは保留）。

Ⅶ. おわりに

　アガンベンはインファンティアについて次のようにも書いている。
　「インファンティアと言語活動とは，インファンティアが言語活動の起源であり，言語活動がインファンティアの起源であるといったような，一つの循環を形成しつつ，一方を他方へ送付しあっているように見える。しかし，おそらく，まさにこの循環の中にこそ，私たちは人間のインファンティアである限りでの経験の場を探し求めなくてはならないのではないのだろうか。（*ibid.* P.84）」
　インファンティアと言語活動は，先験的次元と経験的次元をメビウスの輪のように結んで生起する。精神病理学はこの連関についてこそ論じる必要があるのだと思う。

ASDについて，彼らの社会化のあり方を社会化の多様性のひとつとして見ようとする視点が大きく取り上げられている。しかし，彼らがどのような経験を生き，どのような社会化を生きているか，そのことは「先験的経験」，あるいは言語活動なき「言語活動」という矛盾した視点にまで立ち戻らなくては，本当には見えてこないだろう。彼らの社会化を真に多様性のひとつとして把握しようとするならば，先験的な経験に関する論，彼らと言語との出会いに関する論を立てることがどうしても必要なのだ。

この稿は，そうした議論はいわゆる経験科学の枠組みの中には納まりきらないのではないかという問題意識を出発点としている。しかし，「はじめに」においてカントに触れた際に論じたように，「言語への参入」という問題に焦点を当てて議論しようとする時，経験の領野と先験的領野を截然と分けておくことができるのかという問題は哲学の中でもなお明確には答えられていない。この稿でなされているような議論，すなわち哲学的推論を踏まえた議論と経験科学の知見との連接点がどこにあるのか，今後，慎重に探っていく必要があるだろう。こうした問題は，おそらく，人間主体とAIとの関係のあり方といった喫緊の問題領域ともつながっているのではないかと思う。

最後にここで，この稿の議論を要約しておこう。この稿は，アガンベンの「インファンティア」概念に依拠して，ASDの病理を「言語活動への特異な参入の仕方」に由来するものとして捉えようと試みたものである。その試みの中で，次のような点が論じられた。

①「言語活動への特異な参入の仕方」とは，さしあたり言語の獲得の問題であるのだが，しかし，この言語獲得の問題は，アガンベンのインファンティア概念を踏まえた時，「ラングからディスクールが立ち上がる」契機として捉えることができ，このことが，言語獲得という問題を単なる幼児期の発達の一契機としてではなく，主体のその都度の言表行為，さらには主体そのものの立ち上がりとの絡みで捉える視点を提供してくれる。

②ASDの一部では，思春期のある時期に「ラングからディスクールが立ち上がる」契機がある種の困難に突き当たることを一症例に添って示した。

　③そうした時点でしばしば現れる「妄想様の発言」には，記憶の想起のあり方と関連した特有の「ディスクールの立ち上がり」の様相が見えること，そして，そこにはある種の情動の想起が伴われていることを示した。

　④ASDに見られる「飛翔する論理」と「真理」という概念との関係を取り上げ，真理概念とインファンティアとの関わりについて言及した。

　⑤さらに，彼らの「自閉的な呪術的言説」を，共時態の海の中へと沈潜するディスクールとして捉える視点を提示した。

　これら5点の議論は，しかし，決してASDの病理の全域を捉えようとしたものではない。問題のありかについて，いささか断片的に，仮説的な問題提起を試みたに過ぎない。むしろ，彼らがもつ「言語活動への特異な参入の仕方」という問題が，彼らの他の様々な病理と連接している可能性について，記憶想起，真理と論理に対する姿勢，さらには社会性などの問題と絡めて論じたことに本稿の精神病理学としての新しさはあるのだと思う。

　ここで示した視点から見える事柄の真の意義について，今後，さらに厳密に検討していくことが必要であろう。今後の課題としたい。

文献

1) 杉山登志郎：自閉症の精神病理と治療（杉山登志郎著作集1）．日本評論社，東京，2011．
2) Blankenburg Wolfgang：Der Verlust der Natülichen Selbstverständlichkeit-Ein Beitrag zur psychopathologie symptomarmer Schizophrenien, Ferdinand Enke Verlag, Stuttgart, 1971.（木村敏，岡本進，島弘嗣訳：自然な自明性の喪失—分裂病の現象学，みすず書房，東京，1978．）
3) Giorgio Agamben：Infanzia e storia；Distruzione dell'esperienza e origine della storia. Giulio Einaudi editore S.p.A., Torino, 1978.（上村忠男訳：幼児期と

歴史—経験の破壊と歴史の起源, 岩波書店, 東京, 2007.）
4) 杉山登志郎：自閉症に見られる特異な記憶想起現象—自閉症の time slip 現象. 精神神経学雑誌, 96（4）：281-297, 1994.
5) Giorgio Agamben：Signatura Rerum. Bollati Boringhieri, Torino, 2008.（岡田温司, 岡本源太訳：事物のしるし, 筑摩書房, 東京, 2011.）
6) Giorgio Agamben：ll linguaggio e la morte. Giulio Einaudi editore S.p.A., Torino, 1982.（上村忠男訳：言葉と死—否定性の場所に関するゼミナール. 筑摩書房, 東京, 2009.）

あとがき Afterword

　個人的な回顧になるが,私自身がASDの精神病理に取り組むようになった経緯について,まずは述べておきたい.
　精神科の一般診療において,発達障害が注目され始めたのは西暦2000年前後のことだろう.自閉症やADHDはもっぱら小児精神医学領域のものというのが心得違いであることに,多くの精神科医が気づかされるようになった.私もまたその一人である.私の場合,その認識は徐々に浸透したというようなものではなく,むしろ瞠目させられるいくつものエピソードによってである.
　つかみどころのない離人感や身体的不調を厭くことなく繰り返し,私の夢の中まで浸食してきた青年,道路脇の方を向いたまま一歩一歩立ち止まりつつ横歩きして通院する強迫性障害の事例,飲食チェーン店を解雇されたという理由で受診し,軽度の知的障害を疑ってWAISを施行したところ,120台後半の凸凹のプロフィールを示した初老期の男性,身体的愁訴を毎回のように平叙文で報告し,つらさを訴えつつ,それに対する介入をまったく受け付けない女性など,今思い起こすだけでも,枚挙にいとまがない.膠着状態が続く中,ふと「発達障害」や「アスペルガー」といった概念が頭をよぎったとき,脱力するような衝撃にみまわれたものである.
　こうしたことは,臨床場面だけに限らない.高い知能をもち,意表を突く気の利いたコメントを発するが,実践となるとトラブルを頻発するスタッフに悩まされたかと思えば,BSLの事例解説が佳境に入り,ほかの学生が皆聞き入っているところに,不意に「先生,12時です」と言われた時,まさに全身から力が抜け,呆然としたまま実習を終えてしまったこともある.私の場合,当初,ASDの精神病理はそうした事象への応答の試みであった.
　だが,児童精神医学の専門家でもない私が,もっぱら自分の臨床経験に

基づいた ASD 論をまとめ上げ，そして発表することについては，長い間ためらいがあった。一つの踏ん切りとなったのは，次のようなエピソードである。ある時，セカンド・オピニオンを求めて専門外来を受診した青年が，親が同伴できないという理由で門前払いになった。発達歴が取れないということらしい。たしかに発達障害である以上，発達歴は不可欠である。そのことに異論はない。だが，青年期や成人の臨床では，そうもいかないことが多々ある。そうした事例は，診断保留のまま，手をこまねいているしかないのだろうか。与えられた条件の中で，何とか隘路を開こうとするのが臨床家の使命であり，さらに専門家ともなれば，断片のような所見からでも，有益な見立てや考えるヒントを与え返してしかるべきではないのだろうか。

　もちろんこれはあくまできっかけに過ぎない。その後，幾人かの専門家と接する中で，「成人例の臨床はエビデンスがない以上，ないなりにやらねばならないでしょう」であるとか「児童よりも成人の方がわかりにくく，むずかしいですよ」といった助言に勇気づけられ，ようやく大まかなエスキスのようなものが私の中で象られるにいたった。

　私なりに精神病理学をシンプルに定義するなら，「病に対して心をもって理解する方法」である。ASD ももちろんその対象となる。ただ，これまでと異なるのは，「主体」というものについて，根本的な再考を迫られたことである。もっとも，統合失調症に代表される従来の精神病においても，主体は問いに付せられる。彼らにおいては，経験の舞台である主体そのものが壊乱の淵にある。それでもわれわれは彼らに対して主体として対応するのであり，そして回復とは主体としての回復であった。

　だが，ASD 者の場合，どうにも勝手が違うのである。何か引っかかりどころといったものがない。かかわりが空を切り，肩透かしをくらったように，私は取り残されてしまう。いわば異星人と相対しているような感覚にみまわれるのである。いかにも凡庸な喩えなのだが，そうとしかいいようのない気もする。

こうした異種の存在者を理解するには，まずはこちらの想像力を駆使するよりない。彼らの行動や発言を手がかりに，その棲む世界に思いをめぐらせるのである。いかにも愚直なやり方ではあるが，そのためには自分自身の経験，大げさにいうなら世界構成の仕方が相対化されなければならない。こうしたいとなみを反復するうちに，いくつかの補助線のようなものが浮かび上がってきた。それが妥当なものかどうかは，彼らに投げかけることによって，端的に検証，あるいは反証が可能であった。このようにして，彼らとの間に，次第に対話が開かれるようになったように思う。また，それ自体が彼らへの治療的関与となりえた。こうした対話可能性は，青年・成人事例のアドバンテージである。

　おそらく，発達障害の臨床現場で精神病理学はさらに役立つものとなるだろう。これまでの目の粗い診断基準や記述ではすくい取ることのできなかった現象に光があたり，ASDの苦しみや生きづらさに対するより繊細な理解を提供することが可能になると思う。さらにそれはおのずと彼らへの敬意へとつながるだろう。真の敬意を得るには，病理の理解が不可欠であり，それを欠いては同情の類にすぎない。さらに付け加えるなら，彼らのもつすぐれた資質は，異能者に対する好奇のまなざしの対象ではなく，驚きとともにみずからの経験のモードを拡張する契機となりうるだろう。

　本書は3人の編者の体裁をとっているが，実質的には鈴木國文氏の企画・立案・運営によるものであり，氏の熱意と行動力がなければ日の目をみなかっただろう。「分裂病の精神病理」（東京大学出版会），「躁うつ病の精神病理」（弘文堂）という世界に類をみない出版文化を受け継ぐものとなるよう，今後，鋭意努力したい。最後になったが，星和書店の石澤雄司氏，近藤達哉氏には終始お世話になった。紙面を借りて御礼申し上げる。

2018年盛夏

内海　健

編著者略歴

鈴木 國文（すずき・くにふみ）
松蔭病院院長・名古屋大学名誉教授。精神科医。1952年静岡県生まれ。名古屋大学卒業。マルセイユ大学外人助手，京都大学保健管理センター講師，名古屋大学医学部保健学科教授などを経て現職。主な著書に『同時代の精神病理』（中山書店），共訳書にラカンの一連のセミネールがある。

内海 健（うつみ・たけし）
東京藝術大学教授・保健管理センター長。精神科医。1955年東京都生まれ。1979年東京大学医学部卒業。東大分院神経科，帝京大学精神神経科学教室を経て現職。主な著書に『精神科臨床とは何か』（星和書店），『自閉症スペクトラムの精神病理』（医学書院）がある。

清水 光恵（しみず・みつえ）
伊丹健康福祉事務所（伊丹保健所）所長，兵庫県精神保健福祉センター医療参事。精神科医。1967年北海道生まれ。1992年東北大学医学部，1998年自治医科大学大学院修了。神戸大学保健管理センター勤務を経て，現在に至る。主な論文に「自閉スペクトラム症の患者はなぜ人の顔と名前を覚えるのが苦手なのか」（『臨床精神病理』第35巻）等がある。

著者略歴　五十音順

菅原 誠一（すがわら・せいいち）
東尾張病院医師。精神科医。1970年秋田県生まれ。1995年京都大学医学部医学科卒業。岐阜大学病院，社団法人岐阜病院，羽島市民病院勤務，サンタンヌ病院研修を経て，現在に至る。主な著書に『知の教科書 フロイト＝ラカン』（共著，講談社）がある。

杉山 登志郎（すぎやま・としろう）
福井大学子どものこころの発達研究センター客員教授。1951年静岡市生まれ。1976年久留米大学医学部卒業。あいち小児保健医療総合センター保健センター長，浜松医科大学児童青年期精神医学講座特任教授を経て現職。主な著作に『杉山登志郎著作集1-3』（日本評論社）がある。

内藤 美加（ないとう・みか）
上越教育大学大学院学校教育研究科教授。文学博士。1991年東京都立大学大学院人文科学研究科修了。日本学術振興会特別研究員，東京都立大学勤務を経て，現在に至る。主な著書に『「心の理論」から学ぶ発達の基礎』（共著，ミネルヴァ書房）がある。

福本 修（ふくもと・おさむ）
代官山心理・分析オフィス，恵泉女学園大学名誉教授。タヴィストック・クリニック成人精神分析的心理療法課程修了。国際精神分析協会正会員，日本精神分析協会訓練分析家。主な著書に『現代クライン派精神分析の臨床』（金剛出版），『精神分析の現場へ』（誠信書房）がある。

本田 秀夫（ほんだ・ひでお）
信州大学医学部教授。精神科医。1964年大阪府生まれ。1988年東京大学医学部医学科卒業。横浜市総合リハビリテーションセンター，山梨県立こころの発達総合支援センター等勤務を経て，現在に至る。主な著書に『子どもから大人への発達精神医学』（金剛出版）がある。

松本 卓也（まつもと・たくや）
京都大学大学院人間・環境学研究科及び総合人間学部准教授。精神科医。1983年高知県生まれ。2015年自治医科大学医学部医学研究科修了。朝日病院勤務を経て，現在に至る。主な著書に『症例でわかる精神病理学』（誠信書房）がある。

発達障害の精神病理　I

2018年9月25日　初版第1刷発行

編　　者　鈴木國文，内海健，清水光恵
発行者　石澤雄司
発行所　㈱星和書店
　　　　〒168-0074　東京都杉並区上高井戸1-2-5
　　　　電話　03（3329）0031（営業部）／03（3329）0033（編集部）
　　　　FAX　03（5374）7186（営業部）／03（5374）7185（編集部）
　　　　http://www.seiwa-pb.co.jp

印刷・製本　中央精版印刷株式会社

© 2018 星和書店　　　Printed in Japan　　　ISBN978-4-7911-0988-3

・ 本書に掲載する著作物の複製権・翻訳権・上映権・譲渡権・公衆送信権（送信可能化権を含む）は㈱星和書店が保有します。

・ [JCOPY]〈（社）出版者著作権管理機構 委託出版物〉
本書の無断複写は著作権法上での例外を除き禁じられています。複写される場合は、そのつど事前に（社）出版者著作権管理機構（電話 03-3513-6969，FAX 03-3513-6979，e-mail：info@jcopy.or.jp）の許諾を得てください。

自閉スペクトラム症の理解と支援
子どもから大人までの発達障害の臨床経験から

本田秀夫 著

四六判　248p（DVD付き）　定価：本体1,800円＋税

発達障害を持つ人との二十余年にわたる臨床経験に基づき、すべてのライフステージをまたいだ自閉スペクトラム症の概観を、豊富な事例を盛り込み解説。支援のヒントが満載。本講義を収録したDVD付き。

自 閉 症
幼児期精神病から発達障害へ

高木隆郎 編

B5判　288p　定価：本体6,500円＋税

最新の自閉症学全体をまとめて展望できる本書は、世界初の試みと言える。自閉症研究で日本をリードする執筆陣により、現時点での自閉症研究の到達点とその限界を整理検討し、総括する。

おとなの発達症のための医療系支援のヒント

今村明 著

A5判　240p　定価：本体2,800円＋税

長崎大学病院地域連携児童思春期精神医学診療部 教授・今村明は、「発達症担当」という立場にあり、多くの発達症の人を支援してきた。本書は、発達症の診療を始める医師や臨床心理士に読んでもらいたい著者手作りの覚書。

発行：星和書店　http://www.seiwa-pb.co.jp